研修医のための臨床心エコー
診断へ導く撮り方・読み方

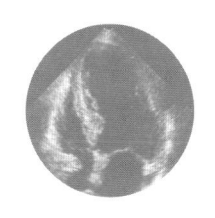

Clinical Echocardiography for Residents

研修医のための
臨床 心エコー

診断へ導く撮り方・読み方

［著］
田邊一明
島根大学医学部内科学第四・教授

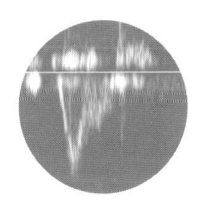

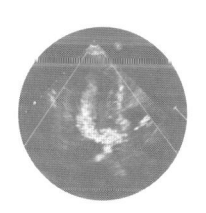

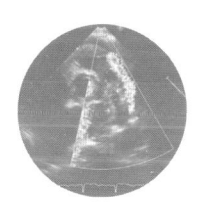

文光堂

はじめに

　本書は初期研修医や新専門医制度での内科専攻医，循環器の勉強を始めた方を対象とした心エコーの入門書です．携帯できて，ベッドサイドや救急外来で心エコーを記録するときに，あるいは検査レポートを解読するときに"指導医"となってくれるような本を目指しました．

　心エコーは検者により画像の質が異なり，診断能も大幅に変わります．そこに心エコーの難しさがあります．「美しい画像から考える」，そこが一番重要なポイントだと思います．しかし，最初は美しい画像を出すことに苦心するはずです．わが国では心エコー技量の明確な到達度を示す基準はありませんが，アメリカ心エコー図学会（ASE）では，成人の経胸壁心エコーを評価するうえで，レベル1〜3の到達度があり，参考になると思います．ASEの到達度ではレベル1が最初の3ヵ月で75例，レベル2が次の3ヵ月で75例（計150例），レベル3が次の6ヵ月で150例の検査，結果の解釈を行うことが要求されています．1年間で合計300例です．これを指導医のもとできちんと行うことが一人前の条件です．遠いと思うかもしれませんが，その先に経食道心エコー，負荷エコー，術中エコーがあります．心エコーに課せられた役割は年々多くなり，装置の進歩，新しい機能や指標が登場し，勉強することが増えていきます．最初から学ぶ量は膨大です．Mayo Clinic留学時代の師であるJames B. Seward先生から「心エコーの進歩についていけるようにすべて勉強しなさい」と激励していただきました．みなさんにもSeward先生の言葉をそのまま贈ります．

　心エコー上達のためにはベッドサイドや検査室で経験を積んでいくしかありません．正しい断面を覚え，記録しながら考えるという作業を繰り返すことが必要です．先輩医師や技師さんの後ろについて見て，そして同じ画像が描出できるように努力して下さい．機会があれば講習会や学会にも積極的に参加し，スタンダードな考え方を自分の経験に加味していって下さい．やがては自分の心エコー診断がその後の治療や経過にどう影響したかという経験も診断能を上げるためには必要です．心エコーは臨床そのものです．本書が未来を担うみなさんの通過点の支えになれば幸いです．

平成28年1月

田邊一明

目　次

はじめに

1　心エコー検査の実際　2

2　基本断面の描出　4
1）胸骨左縁からのアプローチ　4
2）心尖部からのアプローチ　7
3）その他のアプローチ　10

3　心・大血管の計測　14
1）左心系の計測　14
　a．左室径　14
　b．左室壁厚　14
　c．左室容積・駆出率　15
　d．左室駆出率 ejection fraction（EF）　17
　e．左室心筋重量　18
　f．左房径・左房容積　18
2）大動脈基部・上行大動脈径　20
3）右心系の計測　21
　a．右室径　21
　b．右室面積・面積変化率　22
　c．右室壁厚　23
　d．右房径　23
　e．下大静脈　23

4　左室壁運動のみかた　25

5　ドプラ法・圧の推定とストレイン法　28
　a．ドプラ法とは　28
　b．パルスドプラ法　29
　c．連続波ドプラ法　29
　d．ベルヌーイ定理　30
　e．カラードプラ法　30
　f．組織ドプラ法　30
　g．ストレイン法　32

6 血行動態・心機能評価法　34

1) 血行動態の評価 …… 34
    a. 弁圧較差 …… 34
    b. 心拍出量 …… 34
    c. 連続の式 …… 35
2) 弁逆流の定量評価 …… 36
    a. volumetric法 …… 36
    b. PISA法 …… 37
3) 左室収縮機能評価 …… 38
    a. 一回拍出量 …… 38
    b. 心拍出量に影響を及ぼす因子 …… 39
    c. 左室駆出率 …… 40
    d. 左室内径短縮率 …… 40
    e. 左室長軸方向ストレイン …… 40
    f. myocardial performance index …… 41
4) 左室拡張機能評価 …… 42
    a. Mモード法・断層心エコー法による拡張機能評価 …… 42
    b. 左室流入血流速波形 …… 42
    c. 肺静脈血流速波形 …… 44
    d. 組織ドプラ法による左室拡張機能評価 …… 44
5) 右室機能評価 …… 46
    a. 三尖弁輪収縮期移動距離 …… 46
    b. 右室面積変化率 …… 47
    c. 三尖弁輪収縮期運動速度 …… 47
    d. myocardial performance index …… 47
    e. 右室自由壁ストレイン …… 48

7 拡大心をみたら　50

a. 拡張型心筋症 …… 50
b. 拡張型心筋症と臨床的に類似した心筋症 …… 51

8 肥大心をみたら　56

a. 肥大型心筋症 …… 56
b. 高齢者にみられる心室中隔基部の肥厚・突出（S字状中隔）…… 59
c. 心アミロイドーシス …… 59
d. 拘束型心筋症 …… 60
e. 心Fabry病 …… 60

9 症状・病態から必要となる心エコー　　62

1) 呼吸困難 …………………………… 62
2) 胸痛 ………………………………… 67
   a. 急性冠症候群 ………………… 67
   b. 心筋梗塞の合併症 …………… 67
   c. 虚血以外の胸痛 ……………… 70
3) ショック …………………………… 74
4) 心膜液貯留・心タンポナーデ …… 77
   a. 心膜液貯留 …………………… 77
   b. 心タンポナーデ ……………… 77
5) 収縮性心膜炎 ……………………… 81
6) 肺高血圧 …………………………… 84
7) 心雑音 ……………………………… 87
8) 弁膜症 ……………………………… 89
   a. 大動脈弁狭窄症 ……………… 89
   b. 大動脈弁閉鎖不全症 ………… 91
   c. 僧帽弁狭窄症 ………………… 93
   d. 僧帽弁閉鎖不全症 …………… 95
   e. 三尖弁閉鎖不全症 …………… 97
9) 人工弁の評価 ……………………… 100
   a. 人工弁狭窄 …………………… 101
   b. 人工弁逆流 …………………… 102
   c. 人工弁感染 …………………… 103
10) 感染性心内膜炎 ………………… 105
11) 高血圧 …………………………… 108
12) 慢性腎臓病・透析 ……………… 111
13) 心室性不整脈 …………………… 113
   a. 心室期外収縮 ………………… 113
   b. 心室頻拍・心室細動 ………… 114
14) 心房細動 ………………………… 115
   a. 心房細動時の左室収縮機能評価
                                   …… 115
   b. 心房細動時の左室拡張機能評価
                                   …… 116
   c. 左房内血栓の評価 …………… 116
15) 心原性塞栓 ……………………… 118
16) 心臓腫瘍 ………………………… 121
   a. 粘液腫 ………………………… 121
   b. 乳頭状線維弾性腫 …………… 121
   c. 脂肪腫 ………………………… 122
   d. 心臓原発の悪性腫瘍 ………… 123
   e. 転移性心臓腫瘍 ……………… 123
17) 先天性心疾患 …………………… 125
   a. 先天性心疾患の区分診断 …… 125
   b. 心房中隔欠損症 ……………… 125
   c. 心室中隔欠損症 ……………… 126
   d. 動脈管開存症 ………………… 127
   e. Eisenmenger症候群 ………… 128

10 経食道心エコー法　　130

あとがき ……………………………… 134
索引 …………………………………… 135

略語一覧

Ao	aorta	大動脈
IVC	inferior vena cava	下大静脈
IVS	interventicular septum	心室中隔
LA	left atrium	左房
LAA	LA appendage	左心耳
LCC	left coronary cusp	左冠尖
LV	left ventricle	左室
LVOT	LV outflow tract	左室流出路
NCC	non coronary cusp	無冠尖
PA	pulmonary artery	肺動脈
PV	pulmonary vein	肺静脈
RA	right atrium	右房
RCC	right coronary cusp	右冠尖
RV	right ventricle	右室
RVOT	RV outflow tract	右室流出路
SVC	superior vena cava	上大静脈

1 心エコー検査の実際

2 基本断面の描出

3 心・大血管の計測

4 左室壁運動のみかた

5 ドプラ法・圧の推定とストレイン法

6 血行動態・心機能評価法

7 拡大心をみたら

8 肥大心をみたら

9 症状・病態から必要となる心エコー

10 経食道心エコー法

1 心エコー検査の実際

　近年，point-of-care ultrasonographyという概念が生まれ，ベッドサイドで診たいところだけフォーカスして診る検査と，僧帽弁閉鎖不全症の定量評価まで行う検査室での"フル"検査とを分けている．胸水があるかないかだけ知りたいときに一瞬探触子を胸壁に当てる．あるいは，胸痛を主訴とする患者で左室壁運動はどうかと目的とするところだけ評価するのも心エコーの重要な役割である．心エコーのメリットはリアルタイム性にあり，問診しながら同時に検査し，診断を考えていくことができる．

　前立腺癌を早期発見するためのスクリーニング検査として前立腺特異抗原prostatic specific antigen（PSA）がある．PSAは早期癌の発見のためのスクリーニング検査として行われるほか，進行癌の診断や治療経過をみるうえでもとても重要なマーカーとなっている．心エコー検査の役割は，もちろん心血管疾患の診断であり，他の検査や適切な治療を行うためのきっかけになる．しかし，心エコー検査の役割がPSAなどの血液マーカーと決定的に違うのは，所見が検者に依存するということである．PSAは血液採取すれば検査値が出てきて，基準値内かどうかという判断が即座にできる．
　循環器診療においては，
　1）問診や身体診察（特に聴診は重要）で疾患をピックアップ
　2）胸部X線写真，心電図で診断を深める
　3）心エコーやCT，心臓カテーテル検査，血管造影と進み，最終的な診断を確立する

というのが正しい流れといえる．心エコーはPSAのような単独の指標で異常と正常を区別することのできるものではない．異常と診断するためには基本的な計測に加えて心機能や心血管疾患の知識が要求される．所見のある心エコー画像を観察し，これは"おかしい"と思えるかどうかにかかっている．そのためには，疾患に特徴的な画像を覚えることが重要である．基本断面の描出をマスターし，正常の心エコー画像とはどういうものか，また計測項目の正常値・基準値を把握しておくことが必要となる．症例や経験を重ねると，各心血管疾患における特徴的な心エコー画像のパターンを覚えてくる．同時に，なぜそのような特徴的なパターンが出現するのかについての病態を理解できるようになる．病態がわかると，この症例はきっとこのようなパターンが認められるはずだと想定しながら検査に向かうことができ，

おのずと効率よく目的とする画像描出に到達することができるようになる．

心エコー検査を始める前に…

Point 心エコー検査を行うときに知っておくべき基本

▼ 心エコー検査には周波数2.5〜5.0MHzのセクタ型探触子を使用する．
▼ 周波数が高いほど分解能は向上するが，減衰が大きくなる．肥満で心臓までの距離が遠い場合は，低い周波数の探触子を選択するとよい．
▼ 最近の装置では発信周波数の二次高調波を利用したハーモニック法が使用されている（発信周波数2.5MHzで受診周波数5.0MHz，など）．従来の画像（ファンダメンタル画像）と比較して，ハーモニック画像では心内膜面の描出が明瞭となる．
▼ 視野深度（画面上での心臓の大きさ），画像全体の明るさ（ゲイン），フォーカス（注目する部位にフォーカスを合わせる）を調整して美しい画像が描出できるよう心がける．
▼ プリンタ印刷やハード内への保存など，記録できる媒体に画像（証拠）を残しておくことも怠らないように．

Point 探触子の取り扱いにおける注意

▼ 探触子に落下などによる強い衝撃が加わると画質の劣化につながる．ていねいに扱うこと．
▼ 検査後は探触子に超音波ゼリーが残ったままにしないように，拭き取っておく．

Point 全般的な注意

▼ 患者に対しては親切に，ていねいに接すること
▼ 検査中の体位に無理がないか，探触子をゴシゴシ押しつけて苦痛を与えていないか，寒さを感じていないかなど，気遣いを忘れないこと．

それでは心エコー検査を始めましょう．正常例，異常例をたくさん経験して下さい．

2 基本断面の描出

1) 胸骨左縁からのアプローチ

　患者がどのような状態にあっても，左室長軸像，左室短軸像を出す．左室長軸像，短軸像が正常であれば，かなりの確率で重症心疾患はない．

Point 傍胸骨左室長軸像の描出

▼ 探触子を第3肋間〜第4肋間胸骨左縁に，探触子のマーカーが患者の右肩を向くように置く（図2-1-1）．
▼ 探触子を同一肋間上で胸骨側・心尖側に**スライド**させる，内側・外側に**傾ける**，時計方向・反時計方向に**回転**させることにより，左室内腔，大動脈内腔が最大になるよう（断面が円の中心を通るように）描出する．
▼ 僧帽弁を画面の中央に描出するのが理想的．この断面で通常，左室心尖部はみえていない（図2-1-2）．
▼ 患者の体位を左側臥位にして記録すると，肺の影響を受けにくくなる．
▼ 呼吸は呼気で止めてもらうと肺の影響を受けにくくなる（無理に止める必要はな

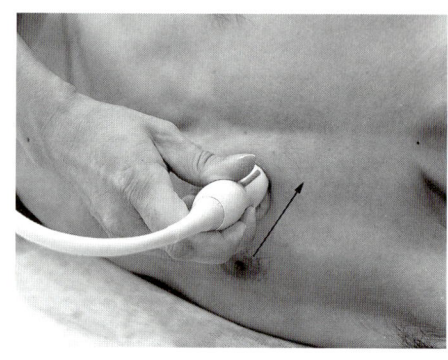

図2-1-1　傍胸骨左室長軸像の探触子位置とマーカーの向き（矢印）

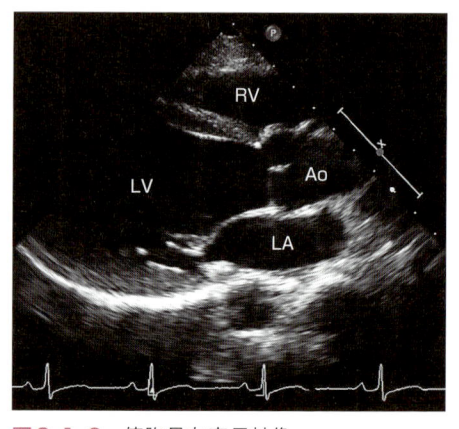

図2-1-2　傍胸骨左室長軸像

い．呼吸を止めてもらうときは，自分も一緒に呼吸を止めて患者が我慢することがないように気をつける）．
▼探触子を持つ手の小指や手掌を患者の体表に付け，探触子をしっかりと固定することが描出画像を保持するのに重要．

心エコーの評価項目

チェックポイントを決めて順次みていく習慣をつける．
・左室の大きさと動き
・左室の壁厚
・左房の大きさ
・僧帽弁の動き
・大動脈弁の動き
・大動脈Valsalva洞，上行大動脈の大きさ
・右室の大きさと動き
・心膜液貯留の有無

point 左室短軸像の描出

▼探触子は左室長軸像と同じ位置で，90°時計回転させる（探触子の位置が動かないように注意する）．探触子のマーカーは患者の左肩を向く（図2-1-3）．
▼僧帽弁レベルでは僧帽弁が魚の口のように開放するのが観察できる（図2-1-4）．
▼探触子を心尖部側にわずかに傾けると左室短軸像が描出される．正常であれば左室は正円となる．
▼探触子を胸骨側に傾ければ大動脈弁短軸像が描出される．この断面では三尖弁，肺動脈弁の観察もできる．
▼限局した壁運動異常が観察されたら（心筋梗塞，タコツボ型心筋症，心サルコイドーシスなど）左室短軸像を心基部（僧帽弁腱索レベル），乳頭筋レベルから心尖部まで注意深くスキャンしていく（探触子を傾ける，あるいはスライドさせていく）．

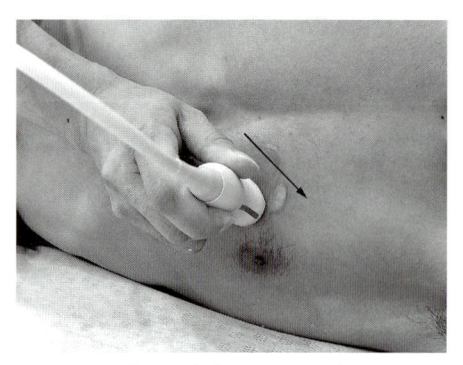

図2-1-3　傍胸骨左室短軸像の探触子位置とマーカーの向き（矢印）

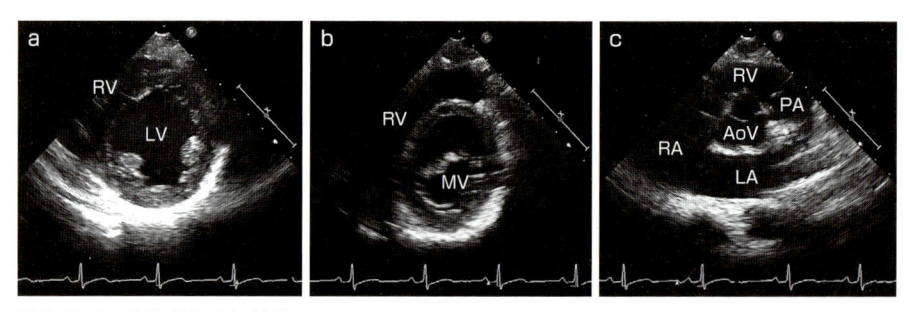

図2-1-4　傍胸骨左室短軸像
a：左室短軸像乳頭筋レベル，b：僧帽弁短軸像，c：大動脈弁短軸像．
MV：僧帽弁，AoV：大動脈弁．

> [!NOTE]
> **胸骨左縁からのアプローチで画像が描出できないとき**
>
> 1) 患者の体位変換が可能であれば，しっかりと左側臥位にする
> 2) 肋間を変える
> 3) 探触子にゼリーを十分に付けて，探触子を体にしっかりと押し当てる
> 　それでもみえないときは，心尖部，心窩部からと他の窓（エコー・ウィンドウ）から観察を試みる．救急患者や入院患者では，体位の制限を受けて胸骨左縁や心尖部から観察できないこともしばしばある．そのようなときは心窩部からのアプローチでも情報が得られる．

2 基本断面の描出

2) 心尖部からのアプローチ

　探触子を心尖部に移動し，心尖部四腔像，二腔像，長軸像をみて左室の大きさ，壁運動を評価する．右室の大きさと動きにも気を配っておく．

Point 心尖部四腔像の描出

▼探触子のマーカーは患者の左側を向き，心尖拍動の位置からアプローチする（図2-2-1）．
▼左室心尖部が画面上の扇形頂点にくるように探触子の位置を調整する（図2-2-2）．右室が扇形頂点にくるようであれば，探触子の位置は左側胸部の方に移動させる．
▼正しい四腔断面では左室，左房の長径が最大となる．僧帽弁，三尖弁がきれいに開放し，弁輪径が最大となる．
▼探触子が心尖部に当たっていないと短縮した四腔像になってしまう（図2-2-3）[1]．肋間を下げて左室がもっと大きく（長く）出ないか確認する．
▼心拡大のある患者では，心尖部が側胸部の方にシフトしているので，探触子を左側胸部深くに置く必要がある．

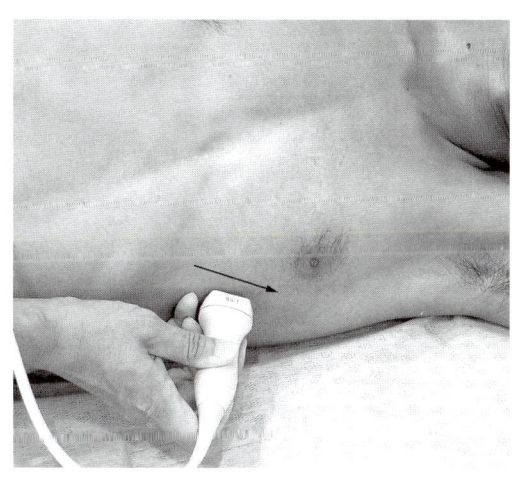

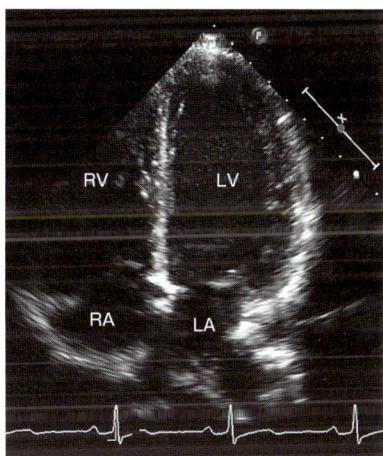

図2-2-1　心尖部四腔像の探触子位置とマーカーの向き

図2-2-2　心尖部四腔像

7

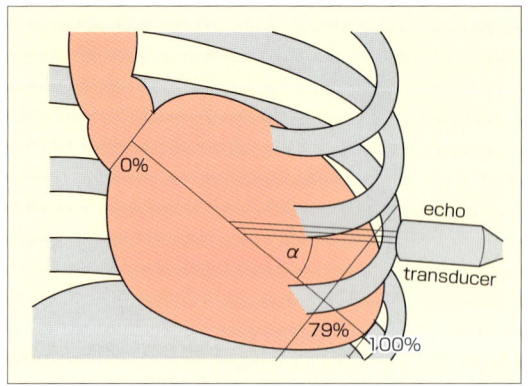

図2-2-3 心尖部四腔像描出において探触子の位置と左室長軸径の関係（文献1より）
探触子が心尖部に当たっていないと，短縮した四腔像になる．

▼患者の体位は真横を向く左側臥位よりも，心尖部に探触子が当てやすい少し斜めの側臥位にする（背中にクッションなどを入れて患者がもたれられるようにする）．

Point 心尖部二腔像の描出

▼四腔断面から右室，右房がみえなくなるように探触子を反時計回りに回転させる（約90°）．探触子のマーカーは患者の左肩を向く（図2-2-4）．
▼右室，大動脈は描出されない．
▼正しい心尖部の位置に探触子が置かれていれば，左室，左房の長径は四腔断面と同じになる（図2-2-5）．

Point 心尖部長軸像の描出

▼心尖部二腔像から探触子を反時計回りに回転させる．探触子のマーカーは患者の右肩を向く（図2-2-6）．
▼左室内腔と大動脈内腔が最大となるように描出する（図2-2-7）．
▼傍胸骨左室長軸像とアプローチの部位が違うだけで，オリエンテーションは変わらない．傍胸骨左室長軸像から探触子を心尖部にスライドさせると，心尖部長軸像が描出できる．
▼左室の局所壁運動は心尖部四腔像，二腔像，左室長軸像，左室短軸像（心基部，乳頭筋レベル，心尖部）から冠動脈支配領域を反映した17セグメントに分割し，視覚的に評価する[2]．
▼左室壁運動異常をみたときは，それが冠動脈の支配領域で説明できるかどうかを考える（図4-1参照）．

2 基本断面の描出

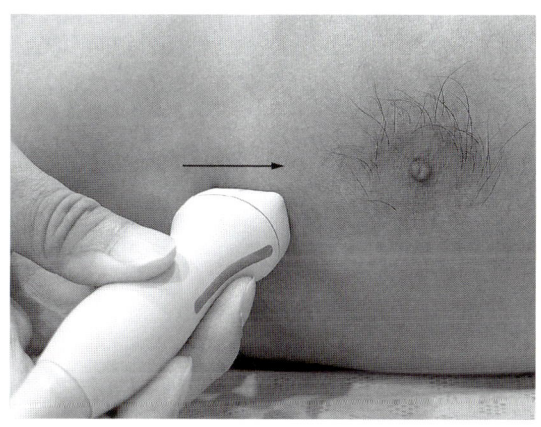

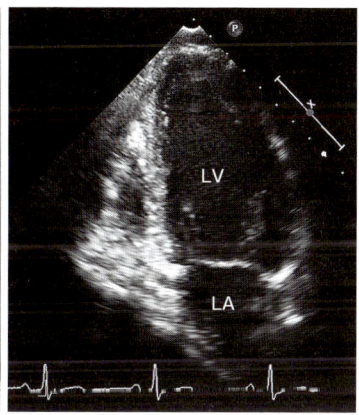

図2-2-4　心尖部二腔像の探触子位置とマーカーの向き（矢印）

図2-2-5　心尖部二腔像

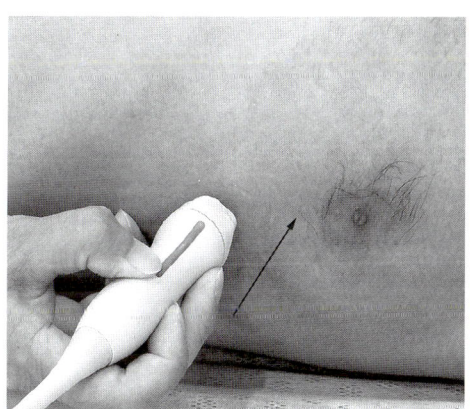

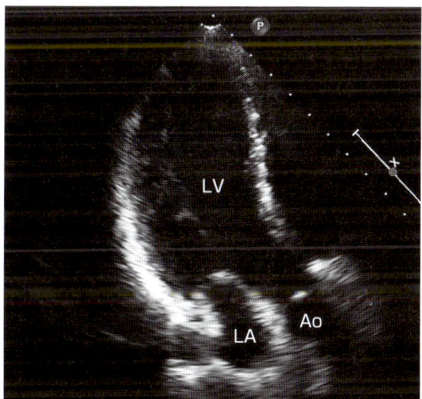

図2-2-6　心尖部長軸像の探触子位置とマーカーの向き（矢印）

図2-2-7　心尖部長軸像

▼正常の動きを意識して観察していないと，いざ壁運動異常があっても見逃してしまう．

【文献】

1) Erbel R, et al：Echoventriculography- a simultaneous analysis of two-dimensional echocardiography and cineventriculography. Circulation 67：205-215, 1983
2) Lang RM, et al：Recommendations for cardiac chamber quantification by echocardiography in adults：an update from the American Society of Echocardiography and the European Association of Cardiovascular Imaging. J Am Soc Echocardiogr 28：1-39, 2015

3) その他のアプローチ

心窩部からのアプローチ

◉ 心窩部四腔像
- 探触子を心窩部に当て，剣状突起下から上を仰ぎみるようにする（図2-3-1）．探触子のマーカーは患者の左側を向き，4つの腔が最も大きくみえるよう調節する（図2-3-2）．
- 心膜液や心房中隔を描出するのにも適する．

◉ 心窩部短軸像
- 心窩部四腔像から探触子を時計回りに90°回転させる（図2-3-3）．

◉ 下大静脈
- 下大静脈径は中心静脈圧（右房圧）を反映し，血管内ボリュームの判断に有用である．
- 下大静脈の描出のためには探触子をマーカーが頭側になるように剣状突起下に置き，正中線より患者の右側にスライドさせる（図2-3-4）．
- 下大静脈径が最大になるように探触子の位置，傾きを調節する（図2-3-5）．

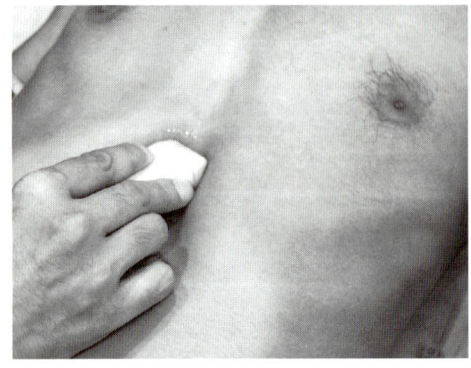

図2-3-1　心窩部四腔像の探触子位置

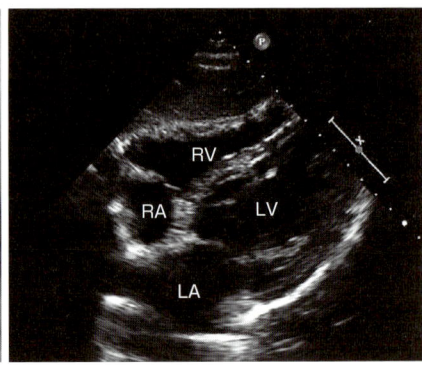

図2-3-2　心窩部四腔像

2 基本断面の描出

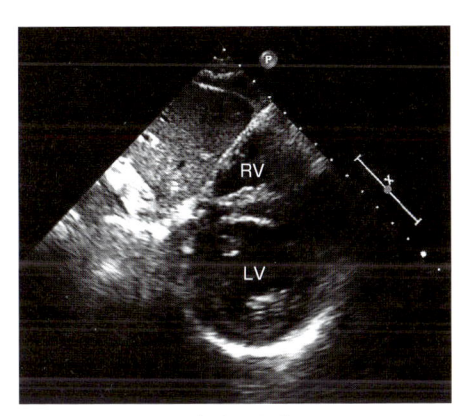

図2-3-3　心窩部左室短軸像

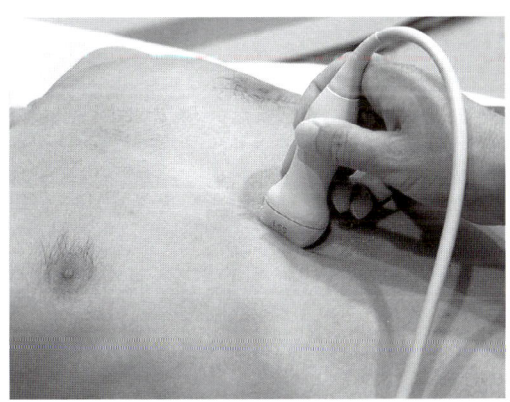

図2-3-4　下大静脈描出の探触子位置

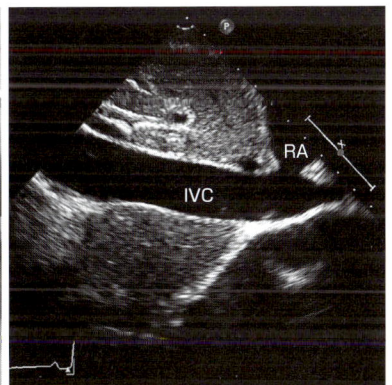

図2-3-5　心窩部からの下大静脈（IVC）断面

● **腹部大動脈**
・腹部大動脈の描出には下大静脈が描出された位置よりも探触子を少し患者の左側にスライドする．
・腹部大動脈径が最大となるように断面を維持しながら臍上部まで腹部大動脈の走行を追う．腹部大動脈瘤（図2-3-6）や大動脈解離の診断に使える．

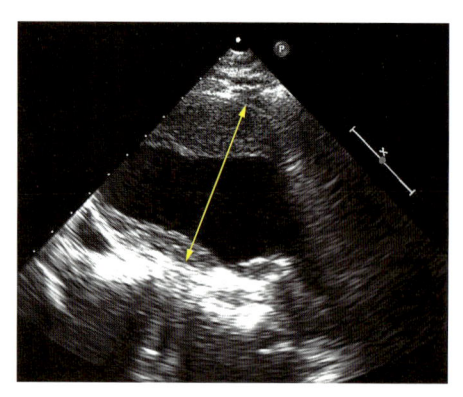

図2-3-6　腹部大動脈瘤
壁在血栓のある65mmの腹部大動脈瘤が認められた．

胸骨上窩からのアプローチ

▼ 上行大動脈，大動脈弓部，下行大動脈が描出される．大動脈瘤，解離の伸展，大動脈縮窄症の有無を観察する．
▼ 胸骨上窩に探触子を当て，胸骨の裏側を覗き込むように探触子を傾ける（図2-3-7）．
▼ 患者の首が後屈するように背中に枕を入れるとよい．
▼ 大動脈弓部から分岐する腕頭動脈，左総頸動脈，左鎖骨下動脈が描出される（図2-3-8）．

胸骨右縁からのアプローチ

▼ 胸骨右縁の上位肋間からは上行大動脈が描出できる（図2-3-9）．大動脈弁狭窄症の血流速度計測で有用である（図2-3-10）．患者の体位をしっかりと右側臥位にすると描出できやすくなる．
▼ 第3～第4肋間からは右房，心房中隔，左房が描出できる．探触子のマーカーを頭側に向け，胸骨と平行に置くと右房，上大静脈，下大静脈入口部が描出され，心房中隔欠損症の診断に有用である．

2 基本断面の描出

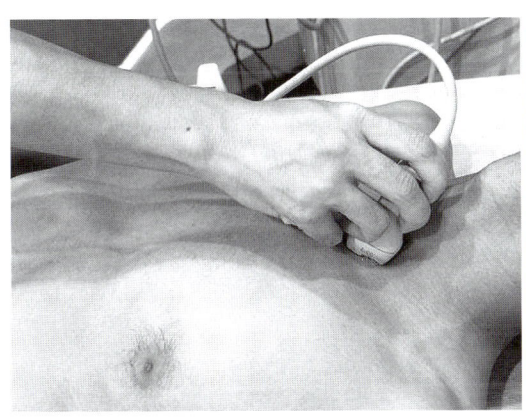

図2-3-7 胸骨上窩からのアプローチ

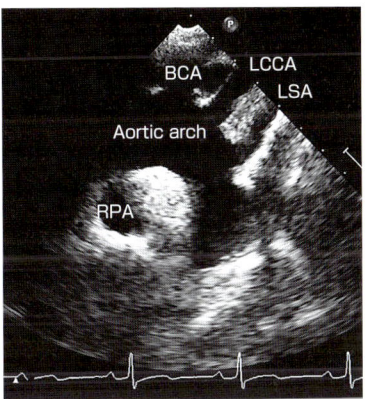

図2-3-8 胸骨上窩からの大動脈弓部の描出
大動脈弓部から分岐する腕頭動脈(BCA)，左総頸動脈(LCCA)，左鎖骨下動脈(LSA)の起始部が観察できる．RPA：右肺動脈．

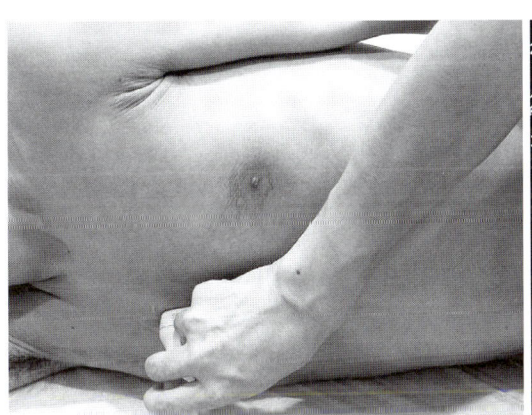

図2-3-9 右側臥位，胸骨右縁からのアプローチ

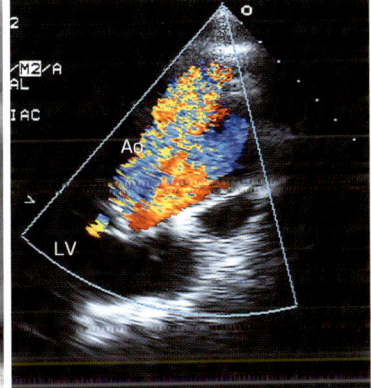

図2-3-10 胸骨右縁から上行大動脈の観察
大動脈弁狭窄症例において大動脈弁から吹き出すジェット状の血流が認められる．

13

3 心・大血管の計測

1) 左心系の計測

a. 左室径

　左室径はすべての心疾患において心機能評価の基本となる計測値である．左室径の計測法は，①傍胸骨左縁の左室長軸像あるいは短軸像をガイドにし，Mモード法により僧帽弁弁尖レベルから乳頭筋レベルの拡張末期および収縮末期内径を計測する方法と，②断層法により同じ僧帽弁尖部位の最大内径ならびに最小内径を計測する方法がある．Mモード法には詳細な心時相の解析ができるメリットがあるが，Mモード・ビームが左室長軸に対して斜めになると左室径を過大に計測してしまう（図3-1-1）．

Point 断層法による計測のポイント

▼左室長軸像で左室内腔が最大になるように（断面が円の中心を通るように）探触子を走査する．
▼左室拡張末期径LV end-diastolic dimension (LVEDD, LVDd) は，僧帽弁が閉じ左室径が最大となるフレームを選び，僧帽弁尖部位の心室中隔内膜面 (trailing edgeと呼ぶ）から左室後壁内膜面 (leading edgeと呼ぶ) を計測する．
▼左室収縮末期径LV end-systolic dimension (LVESD, LVDs) は，僧帽弁が開放する直前の左室径が最小となるフレームを選び計測する．
▼LVDdの日本人の正常値は，男性40～56 mm，女性38～50 mm[1]．

b. 左室壁厚

　心室中隔壁厚inter ventricular septum (IVS)，左室後壁厚posterior wall (PW) は，拡張末期の時相で左室拡張末期径計測と同じ断面を用いて計測する（図3-1-1）．

3 心・大血管の計測

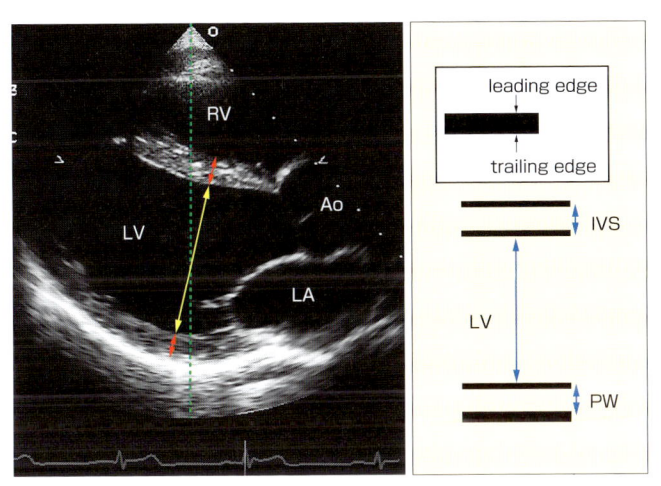

図3-1-1 断層法による左室径, 壁厚の計測
この断面でのMモード法（点線）は左室内径を過大評価する.
PW：左室後壁厚.

断層法による計測のポイント

▼心室中隔壁厚は心室中隔の前方内膜面leading edgeから後方内膜面trailing edgeを計測する．心室中隔内側から左室自由壁に向かう肉柱と右室側に付着する調節帯moderator bandは壁厚に含めない．

▼左室後壁厚は左室後壁の前方内膜面leading edgeから後方心外膜面leading edgeまでを計測する．

▼左室壁厚の正常値は心室中隔厚，後壁厚ともに男性9±1mm，女性8±1mm，である[1]．壁厚12mm以上で左室肥大と判断する．

c. 左室容積・駆出率

　血液を貯める容器として最も効率のよい形は球形であり（図3-1-2a），逆に収縮のために最も効率のよい形はトウモロコシのような円錐形である（図3-1-2b）. そのため正常の左室内腔はこのどちらの機能も効率よく行えるような回転楕円体（ラグビー・ボール）を半分に切断した形に近い（図3-1-2c）[2]．左室腔の大きさを容積として計測することは心疾患の診断だけでなく，治療効果や経過の判定，手術適応の決定に際しても重要となる．また，臨床上重要な左室収縮能の指標である左室駆出率の算出には左室容積を正確に計測する必要がある．

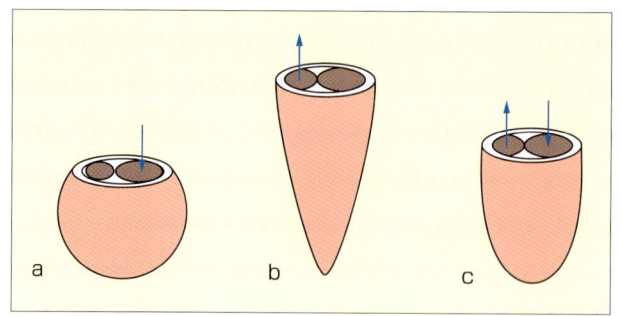

図3-1-2 左室形態と左室容積計測の必要性（文献2より）
正常左室は回転楕円体を半分に切断した形に近似されるが（c），病的心は球形（a）から円錐形（b）のさまざまな形態をとる．

● Teicholz法

- 左室容積の計測は左室拡張末期径，収縮末期径から左室を楕円体と仮定して求めるTeicholz法がある．
 $LVV = [7.0 \div (2.4+D)] \times (D^3)$
 LVV：左室容積（mL），D：左室径（cm）．
- 短径の計測のみで容積が推定されるという簡便性や，心エコー装置にあらかじめプログラムしてあれば自動的に計測されるため，スクリーニング法として多くの検査室で用いられている．
- 拡大心や肥大心では左室を楕円体とする仮定が成り立たず（図3-1-2），壁運動異常がある例では信頼できる値は得られない．

● modified Simpson法

- 心尖部四腔像，二腔像の2断面のディスク法（modified Simpson法）を用いて容積を計測する（図3-1-3）．左室内腔に20個の円盤を重ねて左室容積を算出する方法で，現在最も推奨される方法である[3]．

modified Simpson法による計測のポイント

▼ 心尖部左室四腔断面を描出し，画面の中で左室ができるだけ大きくなるよう視野深度を調節する．
▼ 探触子が心尖部に当たっていないと短縮した四腔像になってしまう．肋間を下げて左室がもっと大きく（長く）出ないか確認する．
▼ 拡張末期および収縮末期のフレームは同じ心拍で選ぶ．
▼ 心内膜面をトレースする．そのとき，心内膜面の肉柱や乳頭筋はトレースしない（肉柱や乳頭筋は左室内腔容積に含まれる）．
▼ 心尖部左室二腔像を描出し，四腔像と同様に左室容積を計測する．

3 心・大血管の計測

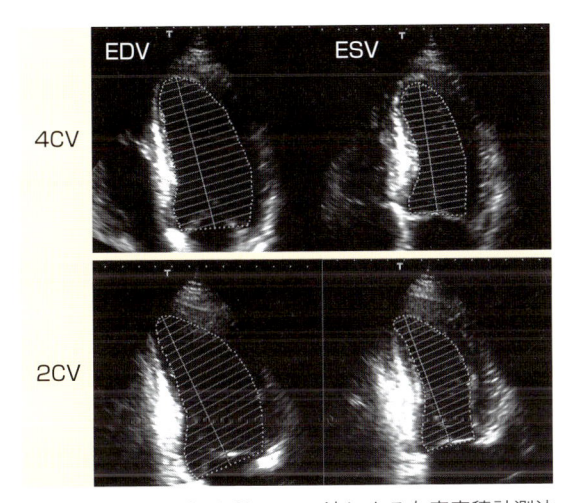

図3-1-3 modified Simpson法による左室容積計測法
4CV：心尖部四腔像，2CV：心尖部二腔像，EDV：拡張末期容積，ESV：収縮末期容積．

- 描出した心尖部四腔像と二腔像の左室の長さ（長軸径）が同じになる必要がある（誤差は10％以内となるように）．2断面の長さが極端に異なると，積み上げた円柱の高さが違ってしまうため，不正確となる．
- 左室拡張末期容積の正常値は男性93±20mL，女性74±17mL，左室収縮末期容積の正常値は男性33±20mL，女性25±7mLである[1]．

d. 左室駆出率 ejection fraction（EF）

- 左室拡張末期容積left ventricular end-diastolic volume（LVEDV），左室収縮末期容積left ventricular end systolic volume（LVESV）より左室駆出率left ventricular ejection fraction（LVEF）を算出する．
  左室駆出率（％）＝（LVEDV－LVESV）／LVEDV×100
- 左室駆出率の正常値は男性64±5％，女性66±5％である[1]．

> **NOTE　目視によるEF**
>
> 左室の動きをみながら，目視でEFを評価する．30～35％，50～55％というように5％刻みで評価することで救急外来などでは十分である．modified Simpson法で計測したEFが，自分の目視によるEFと合うかどうかの日頃のトレーニングが必要．

e. 左室心筋重量

- ▼左室心筋重量 left ventricular mass (LV mass) は心血管イベントの予測因子として重要な指標である．
- ▼左室内腔と左室壁を含めた左室外膜までの容積から左室内腔の容積を差し引くことによってできる左室壁の容積と心筋比重1.04g/mLの積で求める．
- ▼容量の求め方としては左室内径と壁厚（心室中隔，後壁）から算出する方法（リニア法）と断層法によるarea-length法などがある．
- ▼計測は左室拡張末期の時相で行う．
- ▼リニア法では左室拡張末期径 left ventricular end-diastolic dimension (LVDd)，心室中隔壁厚，後壁厚が必要であり，以下の式から求められる．
  左室心筋重量 (g) = $1.04 \times [(LVDd+PW+IVS)^3 - LVDd^3] \times 0.8 + 0.6$
  LVDd：左室拡張末期径 (cm)，PW：後壁厚 (cm)，IVS：心室中隔壁厚 (cm)
- ▼左室心筋重量は体表面積で補正して (LV mass index) 男性 $115g/m^2$，女性 $95g/m^2$ が正常とのカットオフとなる[3]．

f. 左房径・左房容積

左房の大きさは慢性的な左房圧上昇を反映し，左室拡張障害の重要な指標である．左房の大きさと心房細動や脳梗塞の発症頻度には直接的な関係があり，心筋梗塞後，拡張型心筋症などの予後とも関連する[4]．左房の大きさで最も広く使用されている計測値は傍胸骨長軸像での左房前後径である．左房が大きくなるとき，左房前後径だけが大きくなるとは限らず，左房の大きさの変化を鋭敏に反映する左房容積を計測することが推奨されている．

Point 左房前後径計測のポイント

- ▼傍胸骨長軸断面を描出し，大動脈がきれいに長軸で描出できるようにする．
- ▼左房前後径 LA dimension (LAD) は僧帽弁が開放する直前の左房径が最大となるフレーム（左室の収縮末期）を選び，大動脈Valsalva洞レベルで左房壁内側から左房後壁内膜面の径を計測する（図3-1-4）．
- ▼左房径の正常値は男性32±4mm，女性31±3mmである[1]．

Point 左房容積計測のポイント

- ▼左房容積 LA volume (LAV) は左室容積を計測するのと同様で心尖部四腔像，二

3 心・大血管の計測

図3-1-4　左房前後径の計測

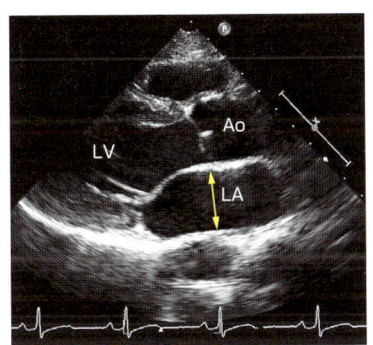

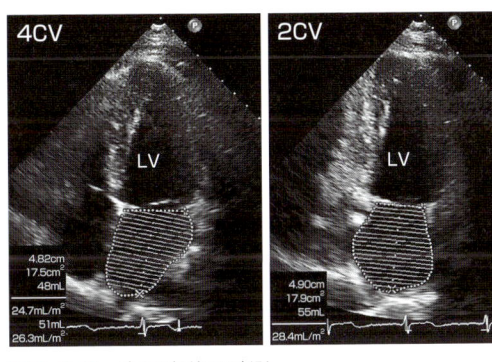

図3-1-5　左房容積の計測
4CV：心尖部四腔像，2CV：心尖部二腔像．

腔像の2断面を用いたディスク法で計測する（図3-1-5）．二腔像の描出ができないときには四腔像の一断面での計測で代用できる．
▼計測する時相は左房が最も大きくなる左室収縮末期，僧帽弁が開放する直前の時相である．
▼僧帽弁輪は直線で結び，肺静脈，左心耳は左房内腔には入れない．
▼左房容積を体表面積で補正した左房容積係数 LA volume index（LAVI）が 34mL/m^2 以上は左室拡張機能障害の存在を示唆する[4]．

【文献】

1) Daimon M, et al：Normal values of echocardiographic parameters in relation to age in a healthy Japanese population. The JAMP study. Cir J 72：1859-1866, 2008
2) Hutchins GM, et al：Shape of the human cardiac ventricles. Am J Cardiol 41：646-654, 1978
3) Lang RM, et al：Recommendations for cardiac chamber quantification by echocardiography in adults：an update from the American Society of Echocardiography and the European Association of Cardiovascular Imaging. J Am Soc Echocardiogr 28：1-39, 2015
4) Tsang TS, et al：Left atrial volume as a morphophysiologic expression of left ventricular diastolic function and relation to cardiovascular risk burden. Am J Cardiol 90：1284-1289, 2002

2）大動脈基部・上行大動脈径

大動脈基部計測のポイント

▼ 傍胸骨長軸像から大動脈基部，上行大動脈近位部の計測を行う（図3-2-1）．大動脈内腔が最大になるように注意して画像を描出する．
▼ 大動脈弁輪径は収縮中期に内膜面から内膜面の径を計測する．
▼ Valsalva洞，ST（sino-tublar）junction，近位部上行大動脈径は拡張末期の時相で大動脈前壁外膜側から後壁内膜面までを計測する（leading edgeからleading edgeまで）（図3-2-2）[1]．従来から計測されている大動脈径aortic dimension（AoD）はValsalva洞径である（表3-2-1）．
▼ 近位部上行大動脈の描出には左室長軸断面を観察する肋間よりも上位肋間での記録も行う．
▼ 弁輪径の正確な計測は大動脈弁置換術，経カテーテル大動脈弁留置術において

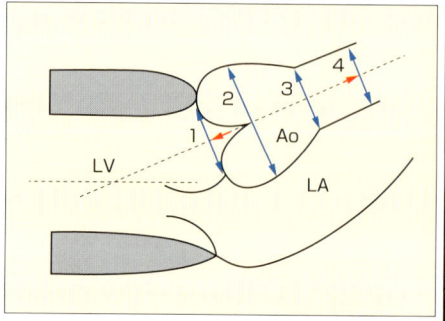

図3-2-1 大動脈基部の計測（文献2より）
1：大動脈弁輪径．2：Valsalva洞径．3：ST junction径．4：近位部上行大動脈径．

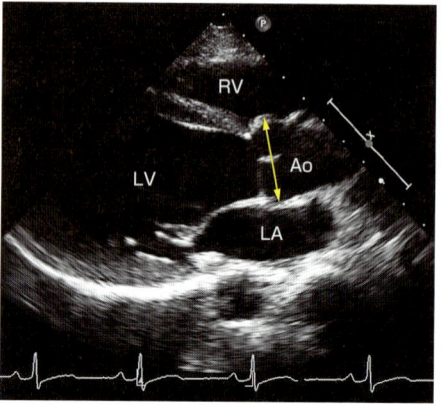

図3-2-2 Valsalva洞径の計測

表3-2-1 大動脈基部の正常値（文献3より）

	男性	女性
1. 大動脈弁輪（mm）	22±3	20±2
2. Valsalva洞（mm）	31±4	28±3
3. ST junction（mm）	26±3	24±3

3 心・大血管の計測

人工弁サイズの選択に必要である．

【文献】
1) Goldstein SA, et al：Multimodality imaging of diseases of the thoracic aorta in adults：from the American Society of Echocardiography and the European Association of Cardiovascular Imaging. J Am Soc Echocardiogr 28：119-182, 2015
2) Lang RM, et al：Recommendations for cardiac chamber quantification by echocardiography in adults：an update from the American Society of Echocardiography and the European Association of Cardiovascular Imaging. J Am Soc Echocardiogr 28：1-39, 2015
3) Daimon M, et al：Normal values of echocardiographic parameters in relation to age in a healthy Japanese population. The JAMP study. Cir J 72：1859-1866, 2008

3) 右心系の計測

　右室はその複雑な形態から心エコーで径や機能を評価することが一部の疾患に限られていた．しかし右室がさまざまな心疾患の予後を規定するうえで重要な役割を担うと認識されるようになり，包括的な評価を行うことが推奨されるようになった．

a. 右室径

右室径計測のポイント

▼ 右室径は心尖部四腔像で右室を3分割し，基部(RV base)，中部(1/3基部側，RV mid)の横径を拡張末期の時相で計測する（図3-3-1）．左室に注目した心尖部四腔像では右室壁が不鮮明となるため，右室にフォーカスした四腔像を描出する．
▼ 右室のどの断面を切るかで径が変わってくるため，右室基部径が最大となる断面設定が必要．
▼ 右室中部径(RV mid)の正常値は男性31±5mm，女性28±5mmである[1]．
▼ 右室流出路近位部径(RVOT prox)は傍胸骨左室長軸像あるいは大動脈弁レベルの短軸像で拡張末期の時相に右室前壁内膜面から心室中隔・大動脈接合部間の径を計測する（図3-3-2）．
▼ 右室流出路近位部径(RVOT prox)の正常値は25±2.5mm（20〜30mm）である[2]．
▼ 右室流出路遠位部径(RVOT distal)は大動脈弁レベルの短軸像で拡張末期の時相

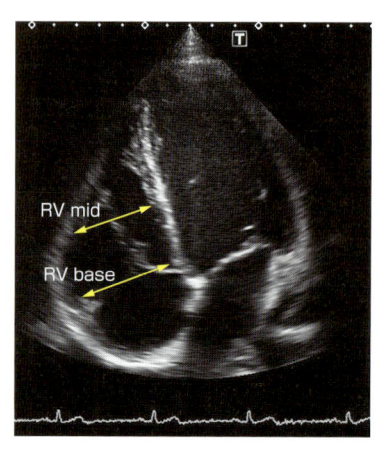

図3-3-1　右室基部径(RV base)，中部径(RV mid)の計測

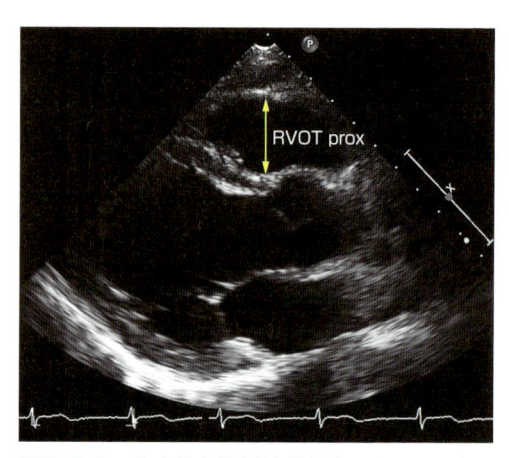

図3-3-2　右室流出路近位部径(RVOT prox)の計測

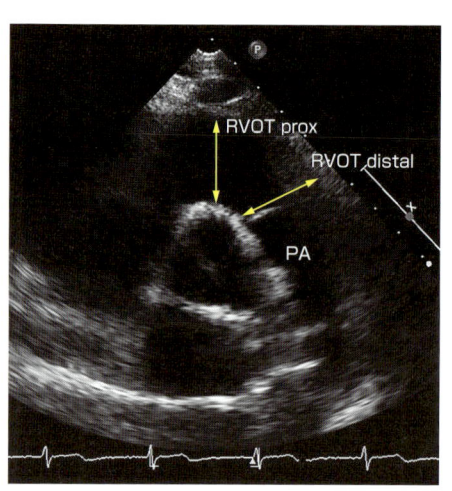

図3-3-3　短軸断面での右室流出路近位部径(RVOT prox)，遠位部径(RVOT distal)の計測

に肺動脈弁弁輪部径を計測する(図3-3-3)．
▼右室流出路遠位部径(RVOT distal)の正常値は22±2.5mm(17～27mm)である[2]．

b. 右室面積・面積変化率

▼右室面積は心尖部四腔像で右室の拡張末期，収縮末期の内腔をトレースして計測する(図6-5-2参照)．右室にフォーカスした四腔像を描出する．

3 心・大血管の計測

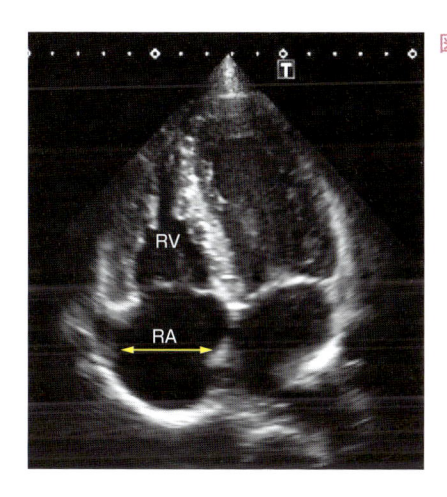

図3-3-4 右房径の計測

▼ 右室拡張末期面積の正常値は男性16±4cm², 女性13±3cm², 右室面積変化率fractional area change (FAC) の正常値は男性44±13%, 女性46±11%である[1].

c. 右室壁厚

▼ 右室壁厚の計測には, 心窩部からの右室自由壁の壁厚計測が最も正確である (図2-3-2参照).
▼ 正常は3±1mmの厚みであり, >5mmで右室肥大と診断する[2].

d. 右房径

▼ 収縮末期の時相で心尖部四腔像により右房の側壁から心房中隔までの横径を計測する (図3-3-4).
▼ 右房径の正常値は男性34±5mm, 女性31±5mmである[1].

e. 下大静脈

患者の体内水分量を反映していると考えられる中心静脈圧 (=右房圧) の推定に下大静脈inferior vena cava (IVC) 径とその呼吸性変動が用いられる. 血管内ボリュームの判断に有用である.

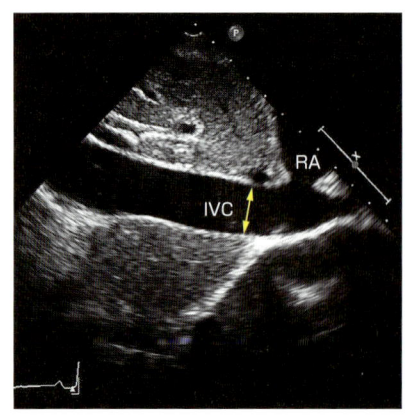

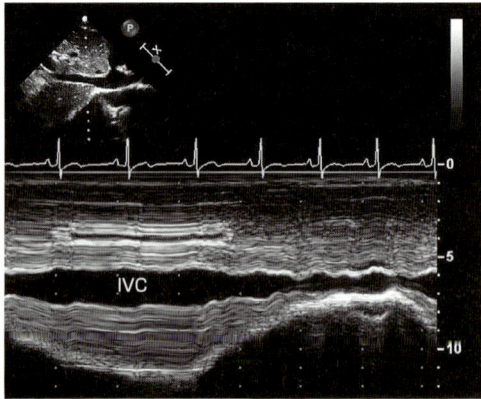

図3-3-5　下大静脈径の計測と呼吸性変動

下大静脈径計測のポイント

▼患者を仰臥位とし，心窩部矢状断面像で右房に連続する長軸像を描出する．
▼血管径はIVC長軸に対して垂直な方向で，右房開口部から0.5〜3.0cmにある肝静脈合流部の上流部で，呼吸により変動する最大および最小の血管径を計測する（図3-3-5）．
▼呼吸性変動をみるのに"sniff"と呼ばれる，鼻をすすったり，くんくんと匂いを嗅ぐ動作が有効である．
▼IVC径＞21mm，呼吸性変動＜50％であれば右房圧（静脈圧）上昇と考えられる[3]．アジア人のデータでは右房圧＞10mmHgを推定するIVCの最大径は19mmであった[4]．
▼下大静脈弁の存在，スポーツマン，体格の極端に大きい場合，IVCと右房の接合部が狭窄している例，高度の三尖弁逆流例ではIVCが拡大し，呼吸性の変動が低下するので注意する．

【文献】

1) Daimon M, et al：Normal values of echocardiographic parameters in relation to age in a healthy Japanese population. The JAMP study. Cir J 72：1859-1866, 2008
2) Lang RM, et al：Recommendations for cardiac chamber quantification by echocardiography in adults：an update from the American Society of Echocardiography and the European Association of Cardiovascular Imaging. J Am Soc Echocardiogr 28：1-39, 2015
3) Rudski LG, et al：Guidelines for the echocardiographic assessment of the right heart in adults：a report from the American Society of Echocardiography. J Am Soc Echocardiogr 23：685-713, 2010
4) Lee SL, et al：Estimation of right atrial pressure on inferior vena cava ultrasound in Asian patients. Circ J 78：962-966, 2014

4 左室壁運動のみかた

　左室の局所壁運動は心尖部四腔像，二腔像，左室長軸像，左室短軸像（心基部，乳頭筋レベル，心尖部）から左室を冠動脈支配領域を反映した17セグメントに分割し，視覚的に評価する（図4-1）[1]．

壁運動評価のポイント

▼ 壁運動の評価は心内膜面の移動と左室壁の厚みの変化を観察する．そのため心内膜面を明瞭に描出する必要がある．
▼ 壁運動異常があっても近接する部位の動きや心臓全体の動きに影響を受ける．壁運動の評価は壁の厚みが増すかどうか（収縮期壁厚増加率）に注目する．
▼ 見落としをなくすために多くの断面で評価する．
▼ 短軸像が斜めになるときは壁運動を正しく評価できないため，心尖部からの断面で評価する．
▼ 局所の壁運動は，
　　1）正常（normal，壁厚が40％以上厚くなる）
　　2）壁運動低下（hypokinetic，壁厚増加が30％未満）
　　3）無収縮（akinetic，壁が厚くならない）
　　4）収縮期外方運動（dyskinetic，aneurysm）

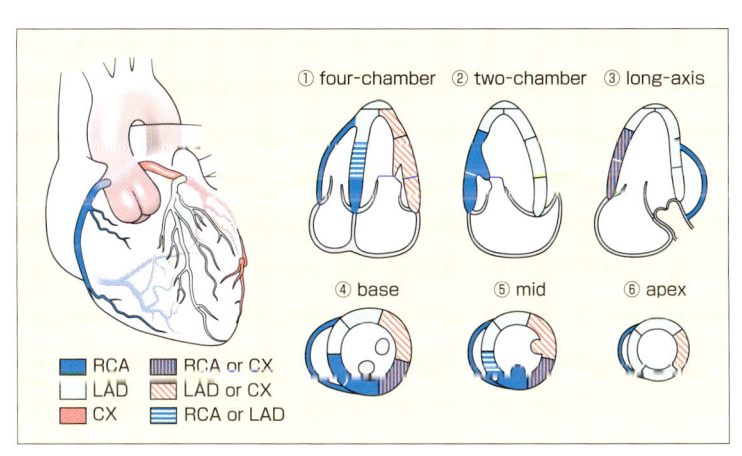

図4-1　左室断面と冠動脈支配領域（文献1より）
RCA：右冠動脈．LAD：左前下行枝．CX：左回旋枝．

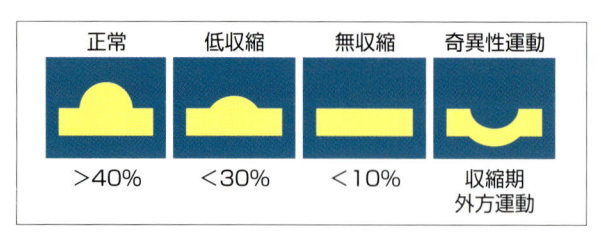

図4-2　局所の壁運動評価と収縮期壁厚増加率

の4段階で評価する（図4-2）．
▼線維化などにより心筋組織が変性し，瘢痕化した心筋は菲薄化し，エコー輝度が上昇する．

心エコー断面と冠動脈支配領域

▼左冠動脈前下行枝left anterior descending［coronary］artery（LAD）は心臓前面で左室と右室を分界する前室間溝を走行する（図4-3）．左室短軸像では左室と右室が前方で付くところが前室間溝になるので，そこがLAD走行部位であることがわかる（図4-4）．
▼右冠動脈後下行枝（#4PD）は心臓の後面で左室と右室を分界する後室間溝を走行する．左室短軸像では左室と右室が後方（背面）で付くところが後室間溝になるので，そこが右冠動脈right coronary artery（RCA）走行部位であることがわかる（図4-4）．
▼左室壁運動異常の評価は左室短軸像で冠動脈走行を意識して，LAD領域の動きはどうか，RCA領域の動きはどうか，左回旋枝left circumflex artery（LCX）（#12，#14）領域の動きはどうかとセグメントごとに評価していく（図4-4）．
▼RCA領域の壁運動異常をみたときは，右室の動きも観察する（右室梗塞の有無を評価する）．
▼左主幹部病変であればLAD領域〜LCX領域の広範な壁運動異常が認められる（図4-5）．
▼心尖部四腔像，二腔像，長軸像による壁運動評価も断面が左室短軸像でどこを切っているのかを認識し，冠動脈支配領域を考えながら行う（図4-6）．

左室壁運動異常は全周性か局所性か

▼全周性壁運動低下をみたときは心筋疾患（拡張型心筋症，心筋炎など），冠動脈3枝病変が疑われる．

4 左室壁運動のみかた

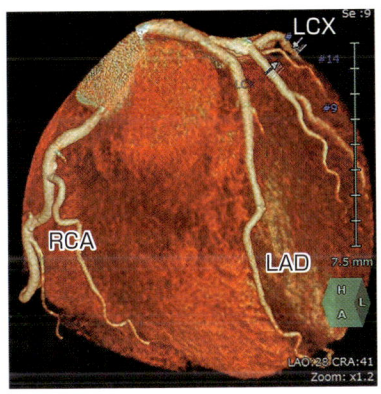

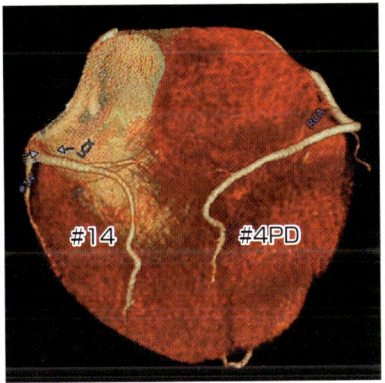

図4-3 冠動脈CT画像
LAD：左前下行枝．RCA：右冠動脈．#14：左回旋枝後側壁枝．#4PD：右冠動脈後下行枝．

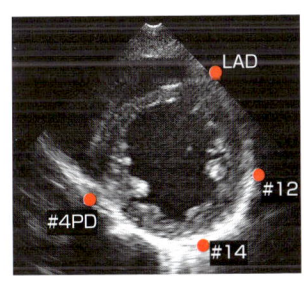

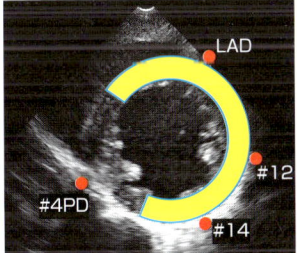

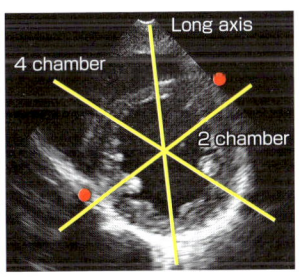

図4-4 冠動脈支配領域

図4-5 左主幹部病変の壁運動異常領域

図4-6 左室短軸像と心尖部像との関係

▼ 局所性壁運動異常をみたときは冠動脈の支配領域に一致すれば冠動脈病変を，冠動脈の支配領域に一致しないときは心サルコイドーシス，タコツボ型心筋症などがある．
▼ 心室中隔の壁運動異常は心臓術後(奇異性運動)，左脚ブロック(septal flash)，右室ペーシング，収縮性心膜炎(septal bounce)，右室容量負荷や圧負荷によっても認められる．
▼ 左室同期不全では，心尖部shuffleという特徴的な壁運動所見がある．

【文献】
1) Lang RM, et al：Recommendations for cardiac chamber quantification by echocardiography in adults：an update from the American Society of Echocardiography and the European Association of Cardiovascular Imaging. J Am Soc Echocardiogr 28：1-39, 2015

5 ドプラ法・圧の推定とストレイン法

a. ドプラ法とは

▼ドプラ法はドプラ効果(音源が観測者に対してある速度で移動するとき,音源からの音が観測者にとって異なる音として観察される現象)をもとに血流の向きと速度を計測する方法である(図5-1).

▼発信された超音波周波数と赤血球から反射して得られた超音波周波数のずれがドプラシフトであり,ドプラシフトは発信された超音波周波数(fo),移動するターゲットの速度(v),超音波ビームと移動するターゲットの方向との角度(θ)に関係する.

$\Delta f = 2fo \times v \times \cos\theta / c$

▼Δfが求まると,赤血球の速度vは

$v = \Delta f \times c / 2fo$

として計測できる(図5-1).音速cは1,540m/secとし,超音波ビームと血流の向きが平行であればcosθは1となる.

▼超音波ビームと血流のなす角度(入射角)θが大きくなると,cosθは1より小さくなるため,得られた血流速度を過小評価することになる.ドプラ計測の際には血流方向と超音波ビームができるだけ平行になる必要がある(角度が20°以内になるようにする)(図5-2).

▼ドプラ法にはパルスドプラ法と連続波ドプラ法の2種類がある.

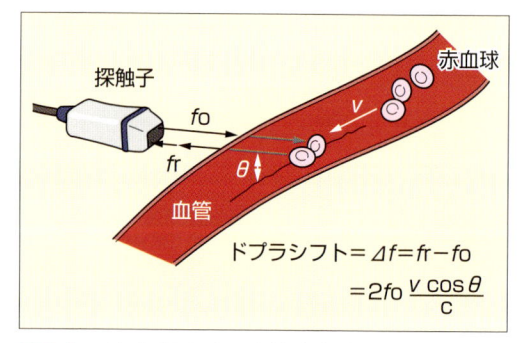

図5-1 ドプラ法による血流速度計測
fo:発信周波数,fr:受信周波数,v:赤血球の移動速度(流速),c:血液内の音速.

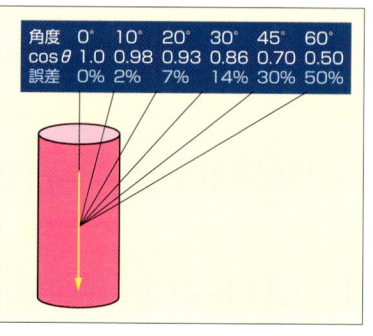

図5-2 超音波ビームと血流のなす角度θによる血流速度計測の誤差

5 ドプラ法・圧の推定とストレイン法

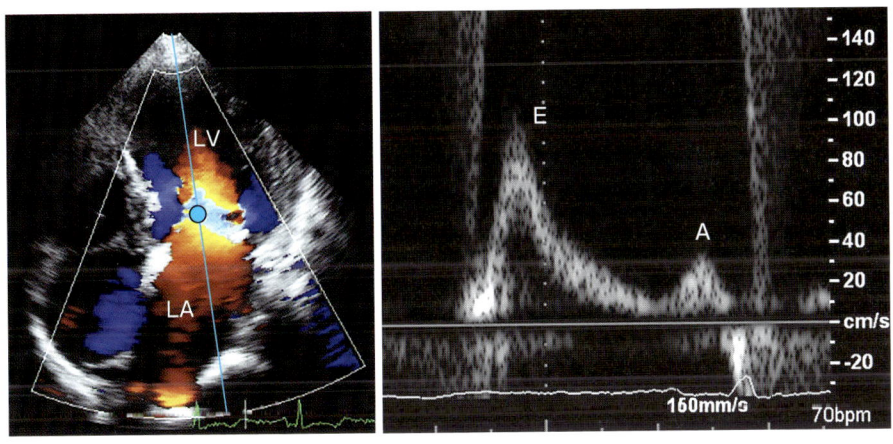

図5-3 パルスドプラ法による左室流入血流速波形
E：拡張早期波．A：心房収縮期波．

b. パルスドプラ法

▼パルスドプラ法は目的距離からの反射波のみに時間ゲートをかけることにより，特定部位の血流速度情報を得る方法である．
▼たとえば，僧帽弁尖にサンプルボリューム（幅1～2mmに設定）を置くことにより，左室流入血流速波形が得られ，左室拡張機能の指標となる（図5-3）．
▼パルスドプラ法では最大のドプラシフトはNyquist周波数と呼ばれる折り返し周波数の半分となるため，ドプラシフトがNyquist周波数を超えると，超えた分のシフトあるいは速度はカットされ（aliasing），カットされた部分のシフトあるいは速度情報が反対方向に記録されるという現象が生じる．つまり速度計測に限度がある．

c. 連続波ドプラ法

▼連続波ドプラ法は探触子から送信と受信の2つのクリスタルを用いてドプラビーム上に連続的に超音波を発信・受信を行うことができ，最大の血流速度を計測することができる．
▼狭窄部位や弁逆流などの高速血流の速度計測に使用される．

d. ベルヌーイ定理

▼ドプラ法で計測された血流速（V）と圧較差（ΔP）との間には，簡易ベルヌーイの定理
$$\Delta P = 4V^2$$
の関係が成り立つ[1, 2]．
▼大動脈弁狭窄症では，狭窄弁により左室と大動脈との間に収縮期圧較差が生じ，駆出血流は狭窄部で加速され，弁口部から吹き出す．連続波ドプラ法により最高血流速度を計測すれば，圧較差ΔPの推定が可能となる（図5-4）．

e. カラードプラ法

▼カラードプラ法はパルスドプラ法によって得られた血流あるいは壁運動情報をもとに画像化される．
▼心血管の血流情報においては探触子に向かう血流を赤色に，探触子から遠ざかる血流が青色になる．血流速度がNyquist周波数限界を超える速度であればaliasingが起こり，色が反転することになる．
▼血流が乱流となると赤血球がさまざまな方向へ向かうため，カラー情報は緑色が混じりモザイク状となる（図5-5）．異常血流はカラードプラ法による血流の方向，速度，乱流の程度から容易に観察することができる．
▼血流ジェットの幅や大きさが弁膜症やシャントの重症度診断に用いられる．
▼弁逆流を観察するときには，速度レンジは50〜60 cm/secに設定する．またゲインはノイズが乗らない程度に最大限に高く設定する[3]．

f. 組織ドプラ法

▼組織ドプラ法は血流よりも運動速度の遅い心筋や構造物の速度を計測する方法である．通常血流速度は20 cm/sec〜弁膜症では5 m/sec以上となるが，心筋の速度は30 cm/sec以下で，振幅が大きいのが特徴である．
▼組織ドプラ法ではパルスドプラ法を用いて遅い速度を記録し，速い血流の成分を除外するよう工夫されている．心筋の収縮速度，拡張速度の計測に使う．
▼左室では，心尖部四腔像では僧帽弁輪部（中隔側あるいは側壁側）にサンプルボリュームを置いて拡張早期速度（e'），心房収縮期速度（a'），また収縮期速度（S'）を記録する．拡張早期速度e'は左室拡張機能の評価に用いられる（図5-6）[4, 5]．S'の正常値は＞9 cm/sec．

5 ドプラ法・圧の推定とストレイン法

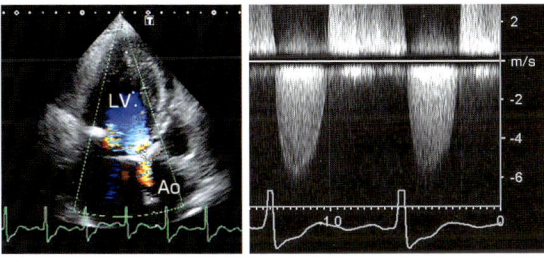

図5-4 連続波ドプラ法による血流速度計測
大動脈弁狭窄症例では大動脈弁通過最大血流速度から圧較差を算出できる．

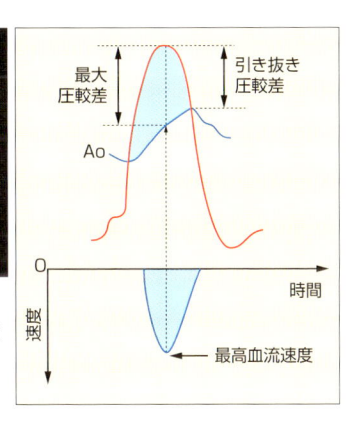

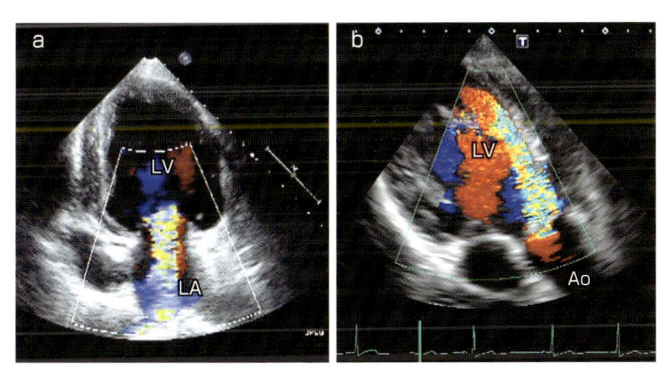

図5-5 僧帽弁閉鎖不全症（a）および大動脈弁閉鎖不全症（b）のカラードプラ画像

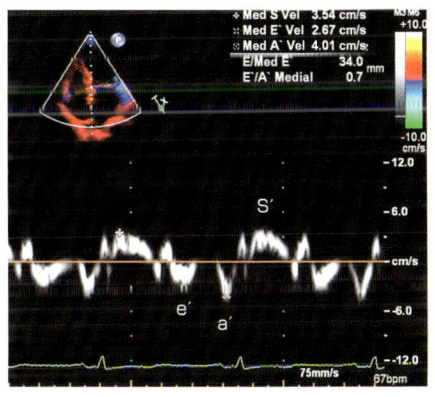

図5-6 組織ドプラ法による僧帽弁輪部速度計測
心室中隔側e'の正常値は>8cm/secだが，左室拡張機能障害により低下する．

31

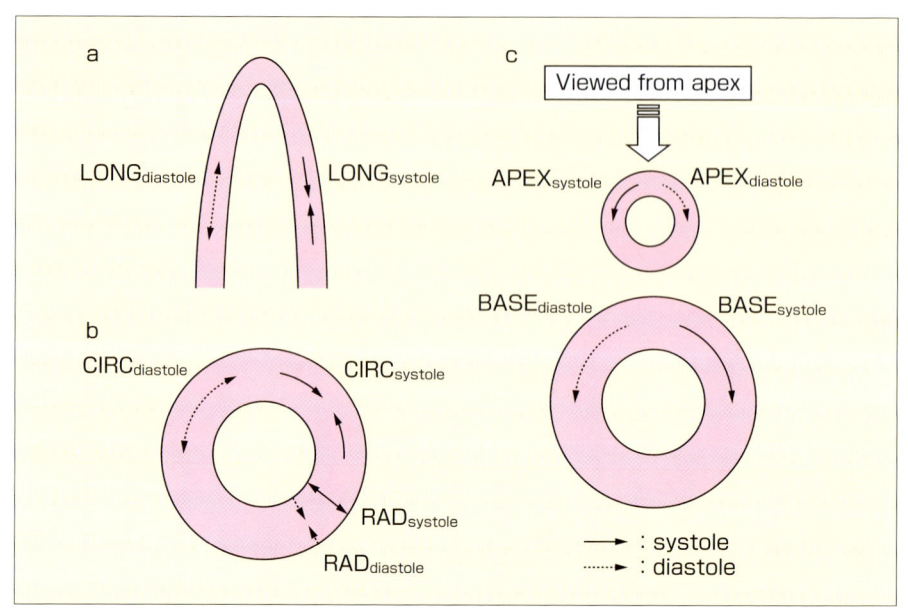

図5-7　ストレイン計測
a：長軸方向(LONG, longitudinal)．b：短軸方向(RAD, radial)と円周方向(CIRC, circumferential)．c：左室のねじれ．APEX：心尖部．BASE：心基部．

g. ストレイン法

▼ストレイン（ε）法は心筋が収縮あるいは伸長する割合を計測する方法である．
▼心筋の元の長さをL_0，収縮あるいは伸長した長さをL_1とし，ΔLは元の長さからの変化量である．収縮したときのストレインは負の値，伸長したときのストレインは正の値で表される．
$\varepsilon = \Delta L/L_0 = (L_1-L_0)/L_0$
▼断層心エコーにおいて，組織の微細構造物による超音波の後方散乱波が作り出す模様（スペックルパターン）がどこに動いたかを追随するスペックル・トラッキング法が開発された．ドプラ法で制限となる超音波ビームに対する角度による精度の誤差がないことから，ストレイン計測の新たな方法となっている．
▼スペックル・トラッキング法により，局所心筋の長軸方向(longitudinal)，短軸方向(radial)，円周方向(circumferential)への移動が評価できる（図5-7a, b）．
▼左室は収縮期に心尖部方向からみて反時計方向に回転し，心基部は時計方向に回転する（ねじれ）．ストレイン法により求めた心尖部の回転角度から心基部

の回転角度を差し引きすることでねじれ角度やねじれ速度が算出できる(図5-7c).
▼ストレイン法により，視覚では判定できない壁運動障害や虚血部位の早期診断が期待されている[6,7].

【文献】

1) Hatle L, et al：Noninvasive assessment of pressure drop in mitral stenosis by Doppler ultrasound. Br Heart J 40：131-140, 1978
2) Hatle L, et al：Non-invasive assessment of aortic stenosis by Doppler ultrasound. Br Heart J 43：284-292, 1980
3) Zoghbi WA, et al：Recommendations for evaluation of the severity of native valvular regurgitation with two-dimensional and Doppler echocardiography. J Am Soc Echocardiogr 16：777-802, 2003
4) Nagueh SF, et al：Doppler tissue imaging：a noninvasive technique for left ventricular relaxation and estimation of filling pressure. J Am Coll Cardiol 30：1527-1533, 1997
5) Ommen SR, et al：Clinical utility of Doppler echocardiography and tissue Doppler imaging in the estimation of left ventricular filling pressures：a comparative simultaneous Doppler-catheterization study. Circulation 102：1788-1794, 2000
6) Voigt JU, et al：Definitions for a common standard for 2D speckle tracking echocardiography：consensus document of the EACVI/ASE/Industry Task Force to standardize deformation imaging. J Am Soc Echocardiogr 28：183-193, 2015
7) Asanuma T, et al：Myocardial ischaemia and post-systolic shortening. Heart 101：509-516, 2015

6 血行動態・心機能評価法

1) 血行動態の評価

　近年，心エコー法による血行動態評価が心臓カテーテル検査による血行動態評価に置き換わってきている[1,2]．

a. 弁圧較差

▼簡易ベルヌーイの定理 $\Delta P=4V^2$ の関係を利用し，最高圧較差，平均圧較差の計測ができる．
▼三尖弁逆流速度（TR velocity）は収縮期右室―右房間の圧較差を反映し，TR velocity^2×4に右房圧を加算することで収縮期右室圧を推定することができる（図6-1-1）．右室流出路に狭窄がなければ，右心カテーテル検査を行うことなく収縮期肺動脈圧の評価が可能であり，肺高血圧の診断の契機となる．

b. 心拍出量

▼断層心エコー図とパルスドプラ法を組み合わせて血流量の算出ができる．単位時間当たりの血流量は断面積×血流速度で計測できる．

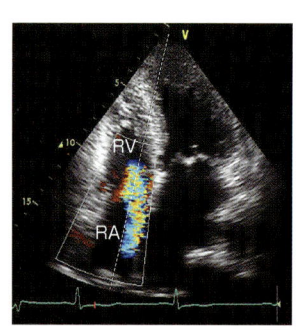

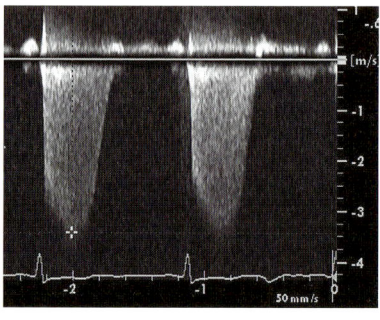

図6-1-1　三尖弁逆流速度の計測
連続波ドプラ法により計測した三尖弁逆流速度から収縮期右室圧を推定する．

6 血行動態・心機能評価法

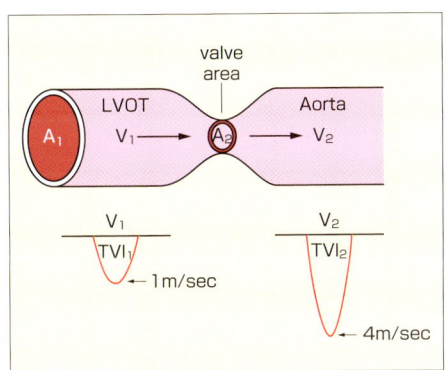

図6-1-3 連続の式.
$A_1 \times TVI_1 = A_2 \times TVI_2$ となる.

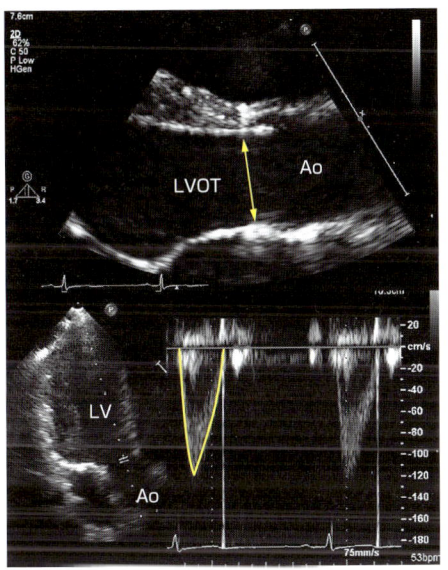

図6-1-2 一回拍出量の計測
左室流出路(LVOT)断面積と左室流出路血流速波形をトレースして得られる時間速度積分値の積から一回拍出量が求まる.

▼ 左室流出路では大動脈弁輪径(収縮中期)から算出した流出路断面積cross-sectional area(CSA)(cm^2)と左室流出路血流速度積分値time velocity integral(TVI)(cm)の積から一回拍出量stroke volume(SV)(mL)が求まる(図6-1-2).
SV＝CSA×TVI
SVと心拍数の積で心拍出量が算出できる.
▼ 大動脈弁輪径を計測するとき,円の中心を通って最大径になるように断面を調節する.
▼ 左室流出路血流速波形は,心尖部左室長軸像で大動脈弁輪部にパルスドプラ法のサンプルボリュームを置いて計測する.

c. 連続の式

▼ 管腔内に流入してきた流量と出ていく流量は同じである(流体の質量保存の法則).狭窄部あるいは逆流弁口を通過する血流量はその上流の血流量と同じになる.
▼ 狭窄あるいは逆流弁口の上流あるいは既知の断面積をA$_1$,その部位の通過血流の時間速度積分値をTVI$_1$,狭窄あるいは逆流弁口面積をA$_2$,通過血流速度積分値をTVI$_2$とすると,

$$A_1 \times TVI_1 = A_2 \times TVI_2$$
の関係が成り立つ(連続の式).
▼ 狭窄弁口,逆流弁口面積A_2は
$$A_2 = A_1 \times TVI_1 / TVI_2$$
で算出できる.
▼ 大動脈弁狭窄症において,左室流出路で計測した一回拍出量($A_1 \times TVI_1$)と連続波ドプラ法で記録した大動脈弁通過血流速度の時間速度積分値(TVI_2)から弁口面積を計算することができる(図6-1-3)[3].

2) 弁逆流の定量評価

弁逆流の定量評価法としてvolumetric法,PISA(proximal isovelocity surface area)法がある.以下,僧帽弁逆流mitral regurgitation(MR)の評価法について説明する.

a. volumetric法

▼ volumetric法によるMRの逆流量regurgitant volume(RV)計測は,
僧帽弁逆流量=僧帽弁流入血流量−左室流出路血流量
から算出できる.
▼ 僧帽弁流入血流量(総心拍出量)は,僧帽弁輪面積を心尖部四腔像,二腔像の僧帽弁輪径(拡張早期から中期の最大径)から算出し($\pi/4 \times a \times b$),僧帽弁輪部の左室流入血流速度積分値(TVI)(cm)との積で求まる(図6-2-1).

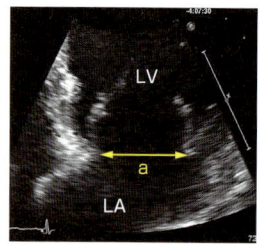

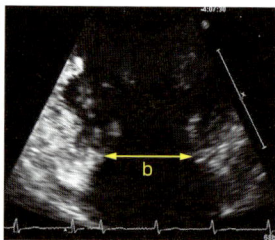

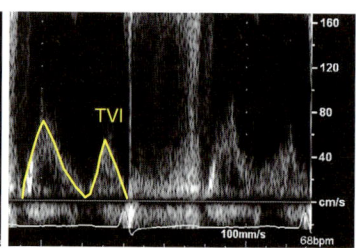

図6-2-1 僧帽弁流入血流量計測
心尖部四腔像,二腔像から僧帽弁輪径a, bを計測する.

6 血行動態・心機能評価法

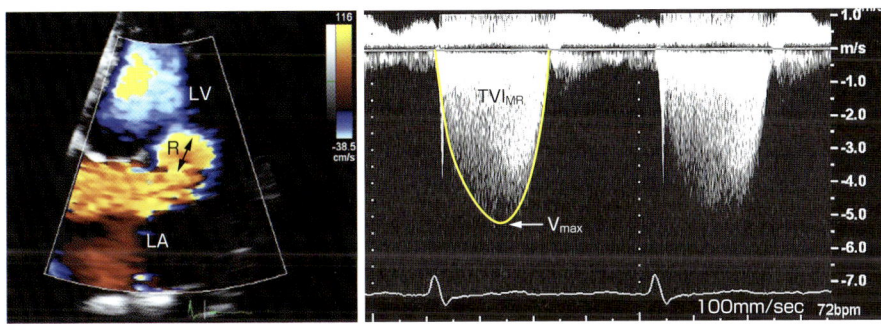

図6-2-2 PISA法によるMRの定量評価

僧帽弁流入血流量＝$(\pi/4 \times a \times b) \times TVI$
(左室流出路血流量は一回拍出量算出の項(図6-1-2)参照)
▼逆流の重症度指標である逆流率 regurgitant fraction (RF), 有効逆流口面積 effective regurgitant orifice (ERO) は,
逆流率(%)＝逆流量／僧帽弁流入血流量×100
有効逆流口面積＝逆流量／逆流血流速度の時間速度積分値
からそれぞれ算出できる[4].

b. PISA法

▼PISA法は, 弁逆流の上流側に生じる加速血流と逆流ジェットの連続波ドプラ法波形から有効逆流口面積, 逆流量を求める方法である[5].
▼MRでは左室側に生じる加速血流のカラードプラ折り返し速度 (Va) (cm/sec) とそれにより形成された半円球の半径 (R) (cm), および逆流最高血流速度 (Vmax) (cm/sec) と逆流血流速度の時間速度積分値 (TVI_{MR}) (cm) を用いる (図6-2-2).
 1) PISAが最もよく観察される断面を設定
 2) 速度のベースラインを下げ, Vaを30 cm/sec程度に調整
 3) PISAの半径 (R) を計測
 4) 連続波ドプラ法で僧帽弁逆流速度波形を記録し, Vmax, TVI_{MR}を求める
▼ERO, 逆流量を求める.
 ERO (cm^2) ＝$2 \times \pi \times R^2 \times Va/Vmax$
 逆流量 (mL) ＝$ERO \times TVI_{MR}$
▼MRでは逆流量≧60 mL, 逆流率≧50%, ERO≧0.40 cm^2で高度逆流と診断される[6].

【文献】

1) Currie PJ, et al : Continuous wave Doppler determination of right ventricular pressure : a simultaneous Doppler-catheterization study in 127 patients. J Am Coll Cardiol 6 : 750-756, 1985
2) Nishimura RA, et al : Evaluation of diastolic filling of left ventricule in health and disease : Doppler echocardiography is the clinician's Rosetta stone. J Am Coll cardiol 30 : 8-18, 1997
3) Zoghbi WA, et al : Accurate noninvasive quantification of stenotic aortic valve area by Doppler echocardiography. Circulation 73 : 452-459, 1986
4) Enriquez-Sarano M, et al : Quantitative Doppler assessment of valvular regurgitation. Circulation 87 : 841-848, 1993
5) Enriquez-Sarano M, et al : Effective mitral regurgitant orifice area : clinical use and pitfalls of the proximal isovelocity surface area method. J Am Coll Cardiol 25 : 703-709, 1995
6) Zoghbi WA, et al : Recommendations for evaluation of the severity of native valvular regurgitation with two-dimensional and Doppler echocardiography. J Am Soc Echocardiogr 16 : 777-802, 2003

3) 左室収縮機能評価

　心臓の仕事は組織に必要な酸素や栄養を供給することである．心機能において心拍出量cardiac output (CO) をいかに有効に出せるかということが重要となる．
　心拍出量＝一回拍出量×心拍数

a．一回拍出量

▼左室（右室）が一回の収縮で駆出する血流量が一回拍出量stroke volume (SV) である．一回拍出量は臓器の灌流を評価するうえで重要な指標である．
▼一回拍出量は拡張末期容積と収縮末期容積の差で求める方法と大動脈弁輪径から算出した流出路断面積 (CSA) に左室流出路血流速度積分値 (TVI) の積から計測する方法がある．
SV (mL) ＝CSA×TVI
左室流出路TVIの正常値は18〜22cmである[1]．
▼一回拍出量を拡張末期容積と収縮末期容積の差で求める方法は，僧帽弁逆流がないことが前提となる．
SV (mL) ＝EDV－ESV
EDV：拡張末期容積 (mL)．ESV：収縮末期容積 (mL)．

6 血行動態・心機能評価法

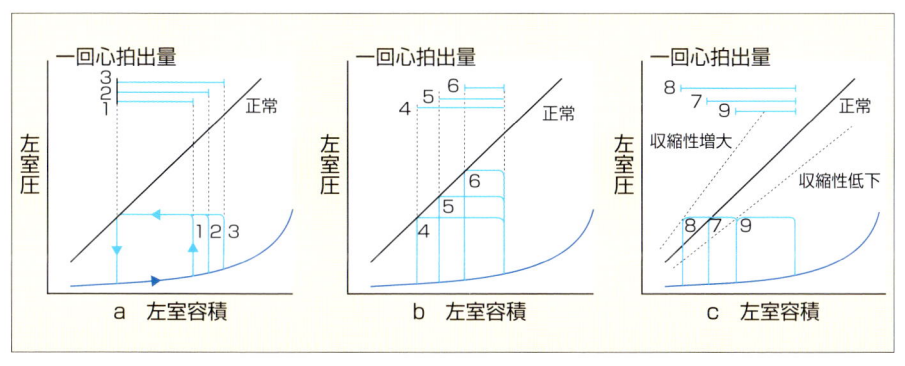

図6-3-1 圧—容積曲線
一回拍出量(横軸)は前負荷増大(左室拡張末期容積が増大)で増加し(a, 1→3), 後負荷増大 (血圧上昇)(b, 4→6), 収縮性の低下(左室収縮末期容積増大)(c, 8→7→9)で低下することがわかる.

b. 心拍出量に影響を及ぼす因子

一回拍出量は前負荷, 後負荷, 心筋の収縮性の3つの因子に規定される.

◉ 前負荷
- 前負荷は拡張末期の心筋長であり, 左室では左室拡張末期容積, 左室拡張末期圧, 左房圧が前負荷の指標として用いられる.
- 3つの因子のうち後負荷と心筋の収縮性を一定として, 前負荷(左室拡張終末期容積)が大きくなれば(1→3), 圧—容積曲線から一回拍出量は1→3と増加する (図6-3-1).

◉ 後負荷
- 後負荷は心室が駆出する際の抵抗(圧)であり, 心筋張力(壁応力)と関係する.
- Laplaceの定理から, 壁応力は圧と心室径に比例し, 壁厚に反比例する.
  壁応力=(左室圧×左室半径)÷(2×壁厚)
  左室が大きくなるほど, 左室圧(血圧)が上がるほど壁応力は大きくなり, 代償的に生じた左室肥大により壁応力は小さくなる.
- 左室後負荷の指標としては全身血管抵抗が用いられ, 血圧に反映される.
- 前負荷と心筋の収縮性を一定として, 後負荷(血圧)が高くなれば(4→6), 一回拍出量は4→6と低下する(図6-3-1)(心エコー検査時の血圧は心拍出量に影響する).

● 収縮性

- 収縮性は心筋固有の収縮力である．心筋収縮性は収縮末期容積に影響し，収縮性が増大すれば収縮末期容積は小さくなり，収縮性が低下すれば収縮末期容積は大きくなる．
- 前負荷，後負荷を一定として，収縮性が増せば（7→8）一回拍出量は7→8と増加し，収縮性が低下すれば（7→9）一回拍出量は7→9と低下する（図6-3-1）．

c. 左室駆出率

- ▼ 左室駆出率 ejection fraction (EF) は左室収縮機能の指標として臨床では最も広く用いられる．
- ▼ 心尖部四腔像，二腔像の2断面のディスク法（modified Simpson法）を用いて拡張末期容量（LVEDV），収縮末期容量（LVESV）を求める．
  左室駆出率（％）＝（LVEDV－LVESV）/LVEDV×100
- ▼ LVEFの正常値は男性64±5％，女性66±5％である[2]．
- ▼ 心不全では，EFの保たれた心不全 heart failure with preserved EF (HFpEF) かEFの低下した心不全 heart failure with reduced EF (HFrEF) かの診断が重要である．LVEFが50％以上をHFpEFの基準として用いることが多い．

d. 左室内径短縮率

- ▼ 左室内径短縮率 fractional shortening (FS) は，
  FS（％）＝（拡張末期径－収縮末期径）÷拡張末期径×100
  で求める．
- ▼ 局所壁運動異常を有する場合は必ずしも左室全体の収縮機能を反映しない．正常値は27～45％．

e. 左室長軸方向ストレイン（図5-7参照）

- ▼ 左室長軸方向のストレイン値 global longitudinal strain (GLS) は，左室駆出率では評価できない早期の心筋障害を検出できる指標として，心疾患の予後推定に有用性が示されている．
- ▼ GLSは心尖部からの3断面（四腔像，二腔像，長軸像）のピーク・ストレイン値を平均して求める[3]．
- ▼ GLSは長軸方向の心筋長の縮む割合を表示するため負の値として表される．GLSの正常値は－20％よりも絶対値（<|20|）が低下すると異常と判断される[4]．

6 血行動態・心機能評価法

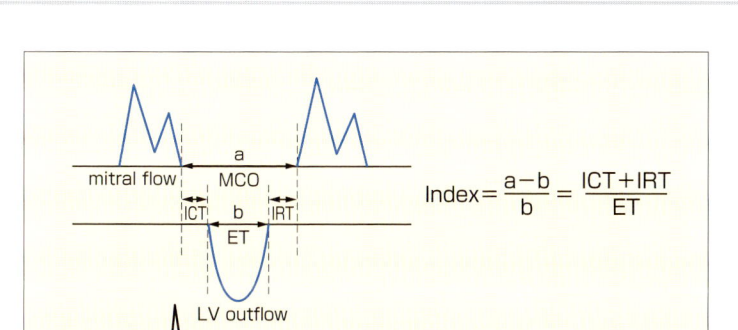

図6-3-2 myocardial performance indexの計測
MCO：mitral valve closure opening time

▼ストレイン値は心エコー装置のメーカー間によって正常値の差があり，1人の患者を追跡する際には同じ装置で評価することが望ましい[5]．

f. myocardial performance index

▼収縮機能が障害されるとEFが低下し，等容収縮期時間isovolmetric contraction time (ICT) が延長し，駆出時間ejection time (ET) が短縮する．拡張機能が障害されると，等容拡張期時間isovolmetric relaxation time (IRT) が延長する．myocardial performance index (MPIあるいはTei index) は総合的な心室のパフォーマンスを反映する指標である（図6-3-2）．
MPI＝ (a−b) ÷b＝ (ICT＋IRT) ÷ET
▼左室のMPIの正常値は0.39±0.05に対して＞0.45が異常であり，拡張型心筋症ではNYHAクラスⅡで0.59±0.05，NYHAクラスⅢ〜Ⅳで1.06±0.24と大きくなる[4]．

【文献】
1) Goldman JH, et al：usefulness of stroke distance by echocardiography as a surrogate marker of cardiac output that is independent of gender and size in a normal population. Am J Cardiol 15：499-502, 2001
2) Daimon M, et al：Normal values of echocardiographic parameters in relation to age in a healthy Japanese population. The JAMP study. Ch J 72：1059-1066, 2008
3) Kalam K, et al：Prognostic implications of global LV dysfunction：a systematic review and meta-analysis of global longitudinal strain and ejection fraction. Heart 100：1673-1680, 2014

4) Lang RM, et al：Recommendations for cardiac chamber quantification by echocardiography in adults：an update from the American Society of Echocardiography and the European Association of Cardiovascular Imaging. J Am Soc Echocardiogr 28：1-39, 2015
5) Takigiku K, et al：Normal range of left ventricular 2-dimensional strain - Japanese Ultrasound Speckle Tracking of the Left Ventricle（JUSTICE）Study. Circ J 76：2623-2632, 2012
6) Tei C, et al：New index of combined systolic and diastolic myocardial performance：a simple and reproducible measure of cardiac function—a study in normals and dilated cardiomyopathy. J Cardiol 26：357-366, 1995

4）左室拡張機能評価

Point 左室拡張機能評価の重要性

▼ 心不全とは，①心筋障害により心臓のポンプ機能が低下し，末梢主要臓器に酸素需要量に見合うだけの血液量を絶対的にまた相対的に拍出できない状態，②肺，体静脈系または両系にうっ血をきたし日常生活に障害を生じた病態，と定義される[1]．
▼ 心不全の約50％の症例において左室駆出率が保持されており（heart failure with preserved EF：HFpEF），この場合問題になるのは拡張機能障害である．
▼ 左室が大動脈に駆出する血液量に相当する流入血液量を，拡張期に左房から受け入れる機能が拡張機能であり，拡張機能障害の進行により左房圧が上昇しやすくなる．
▼ 心不全の管理において左室収縮能の指標だけでなく，左室拡張機能の評価を包括的な心機能評価の一部として行う必要がある[1, 2]．

a．Mモード法・断層心エコー法による拡張機能評価

▼ 左室の弛緩異常はMモード法による左室後壁弛緩速度の低下，左房拡大の所見として認められる．

b．左室流入血流速波形（図5-3参照）

▼ パルスドプラ法のサンプルボリュームを増帽弁尖部に置いて記録した左室流入血流速波形は左房―左室間の圧較差を反映し（図6-4-1），拡張機能障害の重症

6 血行動態・心機能評価法

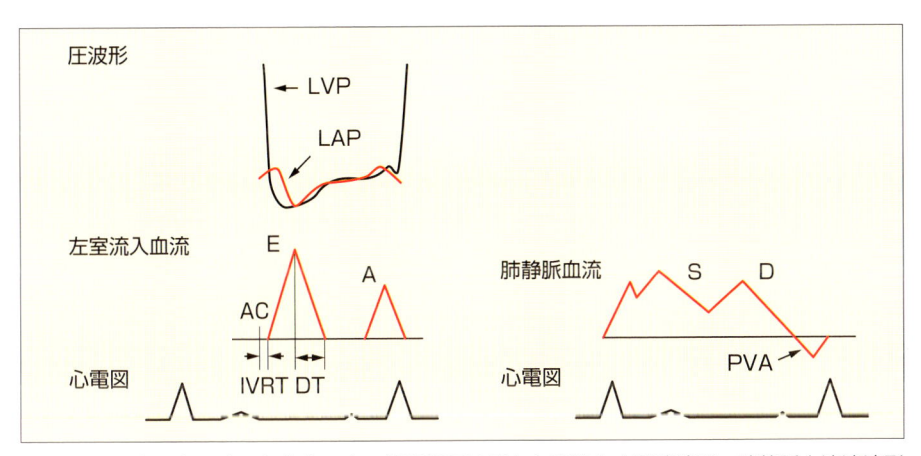

図6-4-1 左房(LAP)・左室(LVP)の拡張期圧波形と左室流入血流速波形, 肺静脈血流速波形.
AC：大動脈弁閉鎖. IVRT：等容拡張期時間. E：拡張早期波. DT：E波の減速時間. A：心房収縮期波. S：収縮期波. D：拡張期波. PVA：心房収縮期逆流波.

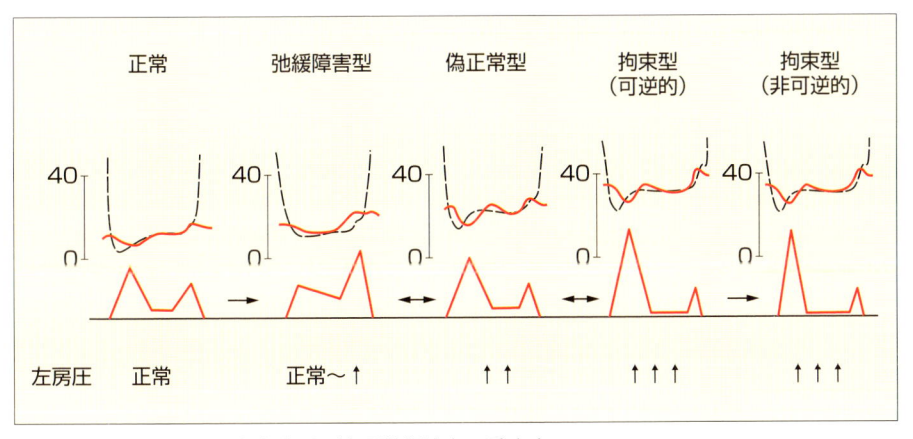

図6-4-2 左室流入血流速波形と拡張機能障害の重症度

度を反映する(図6-4-2)[3]．
▼正常では左室拡張早期の吸い込む力(suction)により拡張早期波(E波)が高く, 心房収縮期波(A波)が低い(E/A>1).
▼左室拡張機能が低下すると拡張早期の吸い込む力が弱まりE波は低下し, 代償的にA波が増高する(E/A<1)(弛緩障害型abnormal relaxation). この時点で安静時の左房圧上昇はない.

43

- ▼ いったん左房圧が上昇するとE波は再び増高し，E/A＞1となって正常時と同じパターンになる（偽正常型 pseudo-normalization）．
- ▼ 拡張機能障害が進行し，左室拡張末期圧（左房圧）がさらに上昇すると，E/Aが上昇し（E/A＞1.5），E波の減速時間 deceleration time（DT）が短縮する（拘束型 restrictive）．
- ▼ 心不全治療により左房圧が正常化すると，左室流入血流速波形は拘束型から弛緩障害型へ戻る（可逆的）．拡張障害が進行すると拘束型から変化せず（非可逆的），予後が悪い[4]．

c. 肺静脈血流速波形（図6-4-1）

- ▼ 経胸壁心エコーでは心尖部四腔像で右上肺静脈から左房へ流入してくる血流速波形が記録できる．正常では収縮期順行波（S波），拡張期順行波（D波），心房収縮期逆流波（PVA波あるいはAr波）からなる．
- ▼ 左室拡張末期圧が上昇すると心房収縮期に左房から左室へ血液が入りにくくなるため，左室流入血流のA波の持続時間が短くなる．一方で，肺静脈への逆流波PVA波（Ar波）の持続時間は維持されるため，PVA波（Ar波）の持続時間が左室流入血流のA波持続時間より長くなる（Ar－A≧30 msec）[6]．

d. 組織ドプラ法による左室拡張機能評価（図5-6参照）

- ▼ 組織ドプラ法による拡張早期僧帽弁輪速度（e'）は左室弛緩能（時定数tauまたはτ）と相関している[7]．
- ▼ 拡張機能が障害され，左室が弛緩する速度が遅くなるとe'も低下する．
- ▼ 心室中隔側で計測したe'の正常値は＞8 cm/secである．20歳代男性12.6±2.2 cm/sec，女性13.1±2.4 cm/sec，70歳代男性6.7±2.1 cm/sec，女性7.6±2.7 cm/secと正常でも加齢により低下する[8]．

> **NOTE　Valsalva負荷**
>
> 正常と偽正常化を鑑別する方法としてValsalva負荷がある．息こらえをしてお腹に力を入れてもらう（いきむ）ことにより（負荷時間は12秒間），胸腔内圧を上昇させ，静脈還流を減らす．E/A＞1が偽正常化であれば，Valsalva負荷によりE/A＜1に変化する[5]．

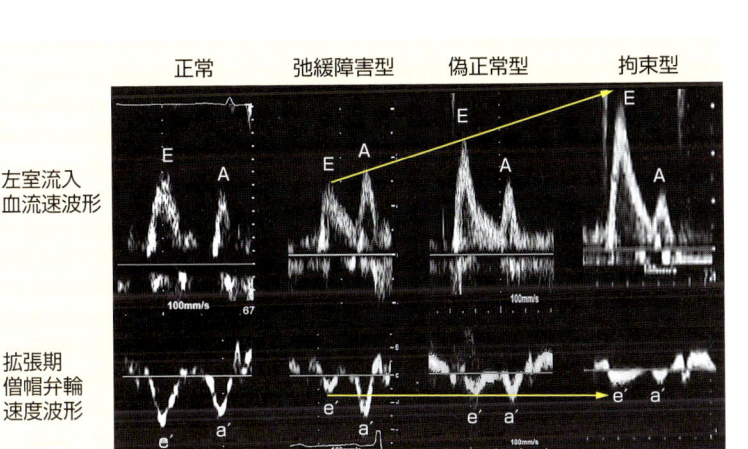

図6-4-3 E/e'による正常と偽正常型の鑑別
左房圧上昇によりE波は高くなっていくが，いったん低下したe'は左房圧が上昇しても低下したままである．

Point 左室充満圧（左房圧）の評価

▼ 左室流入血流速波形（E，A，E/A），E/e'のコンビネーションにより安静時，運動負荷時の左室充満圧（左房圧）を推定することができる．
▼ 正常では左室拡張早期の吸い込む力（suction）により拡張早期波（E波）が高く，心房収縮期波（A波）が低い（E/A>1）．正常では左室が拡張する速度（e'）も速い．
▼ 左室拡張機能が低下すると拡張早期の吸い込む力が弱まりE波は低下し，代償的にA波が増高する（E/A<1）（弛緩障害型）．拡張機能障害により拡張速度e'は低下する．
▼ いったん左房圧が上昇するとE波は再び増高し，E/A>1となって正常時と同じパターンになる（偽正常型）．
▼ 拡張機能障害が進行し，左室拡張末期圧（左房圧）がさらに上昇すると，E/Aが上昇し（E/A>1.5），E波の減速時間（DT）が短縮する（拘束型）．一方で，拡張機能障害により低下した拡張速度e'は遅いままである．
▼ Eとe'の比（E/e'）をみることにより正常と偽正常化を鑑別することができる（E/e'>15で左房圧上昇と判断）（図6-4-2，6-4-3）[1]．

【文献】

1) 循環器病ガイドシリーズ．慢性心不全治療ガイドライン(2010年改訂版)．http://www.j-circ.or.jp/guideline/pdf/JCS2010_matsuzaki_h.pdf (2015年10月閲覧)
2) Nagueh SF, et al：Recommendations for the evaluation of left ventricular diastolic function by echocardiography. J Am Soc Echocardiogr 22：107-133, 2009
3) Nishimura RA, et al：Evaluation of diastolic filling of left ventricle in health and disease：Doppler echocardiography is the clinician's Rosetta stone. J Am Coll cardiol 30：8-18, 1997
4) Redfield MM, et al：Burden of systolic and diastolic ventricular dysfunction in the community. JAMA 289：194-202, 2003
5) Hurrell DG, et al：Utility of preload alteration in assessing of left ventricular filling pressure by Doppler echocardiography：a simultaneous catheterization and Doppler echocardiographic study. J Am Coll Cardiol 30：459-467, 1997
6) Rossvoll O, et al：Pulmonary venous flow velocities recorded by transthoracic Doppler ultrasound：relation to left ventricular diastolic pressures. J Am Coll cardiol 21：1687-1696, 1993
7) Sohn DW, et al：Assessment of mitral annulus velocity by Doppler tissue imaging in the evaluation of left ventricular diastolic function. J Am Coll Cardiol 30：474-480, 1997
8) Daimon M, et al：Normal values of echocardiographic parameters in relation to age in a healthy Japanese population. The JAMP study. Cir J 72：1859-1866, 2008

5) 右室機能評価

　右室は形態的に複雑で，左室で計測される断層心エコー法による容積計測は一般的でなく，左室駆出率に代わる指標は三尖弁輪収縮期移動距離 tricuspid annular plane systolic excursion (TAPSE)，右室面積変化率 fractional area change (FAC) などが用いられる[1]．右室機能の異常値は表6-5-1 にまとめる．

a. 三尖弁輪収縮期移動距離

▼TAPSEは右室長軸方向の収縮機能を反映する．
▼心尖部四腔像で三尖弁輪の拡張末期から収縮末期までの移動距離をMモード法で計測する(図6-5-1)．

6 血行動態・心機能評価法

表6-5-1 右室機能指標の異常値(文献1, 3より)

指標	異常値
TAPSE (mm)	<17
FAC (%)	<35
S' (cm/sec)	<9.5
MPI	>0.43
右室自由壁ストレイン(%)	>−20(絶対値で20よりも小)

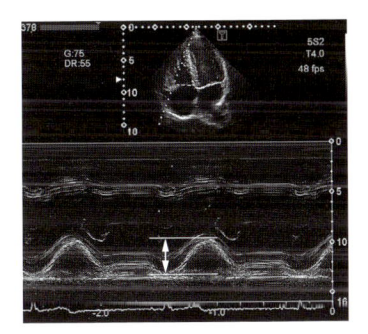

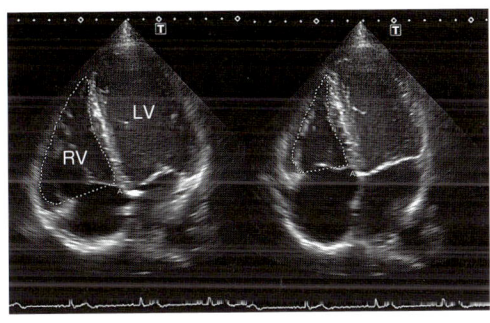

図6-5-1 TAPSE計測

図6-5-2 右室面積変化率の計測

b. 右室面積変化率

▼心尖部四腔像で右室拡張末期面積right ventricular end-diastolic area(RVEDA), 右室収縮末期面積right ventricular end-systolic area(RVESA)を計測し, FACを求める(図6-5-2).

FAC(%) = (RVEDA − RVESA)/RVEDA × 100

c. 三尖弁輪収縮期運動速度

▼TAPSEと同様に心尖部四腔断面で右室自由壁側の三尖弁輪部にパルスドプラ法のサンプルボリュームを置き, 弁輪の収縮期長軸方向に移動する速度(S')を計測する(図6-5-3).

d. myocardial performance index

▼左心系myocardial performance index(MPI)(図6-3-2参照)と同様に, 右室流入血流速波形, 右室流出路駆出血流速波形からICT, ETを計測し, 右室のMPI

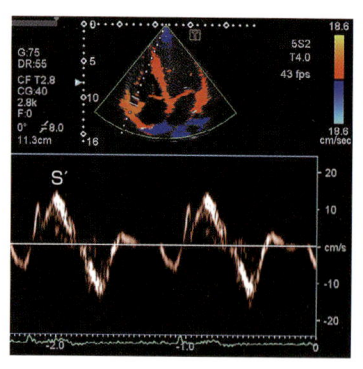

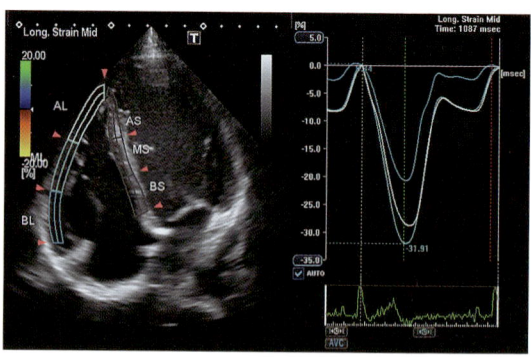

図6-5-3 三尖弁輪収縮期運動速度(S')の計測　　図6-5-4 右室自由壁ストレインの計測

を評価する[2]．
MPI＝(ICT＋IRT)/ET

e. 右室自由壁ストレイン

▼右室の収縮機能指標として，心尖部四腔像から右室自由壁free wallが収縮期に心尖部方向(長軸方向)に縮む率longitudinal strainを求める[3](図6-5-4)．

【文献】

1) Rudski LG, et al：Guidelines for the echocardiographic assessment of the right heart in adults：a report from the American Society of Echocardiography. J Am Soc Echocardiogr 23：685-713, 2010
2) Tei C, et al：Doppler echocardiographic index for assessment of global right ventricular function. J Am Soc Echocardiogr 9：838-847, 1996
3) Lang RM, et al：Recommendations for cardiac chamber quantification by echocardiography in adults：an update from the American Society of Echocardiography and the European Association of Cardiovascular Imaging. J Am Soc Echocardiogr 28：1-39, 2015

> **NOTE** 非心臓手術（noncardiac surgery）と術前心エコー検査の役割

- 1998年ヨーロッパで年間4千万件のメジャーな非心臓手術が行われ，術後に心筋梗塞を発症したのが1％，心血管事故による死亡が0.3％であったと報告されている[1]．
- 手術そのものの進歩や麻酔の進歩で周術期心事故数は減ってきているが，過去には80歳代，90歳代の手術があまりなかったということも考慮に入れる必要がある．周術期のリスクが高まる原因としては，カテコラミン分泌増加，血行動態の変動，線溶能の低下，血小板機能の亢進，凝固能の亢進などが挙げられる．
- 重症度の高い心臓の状態（active cardiac condition）とは，不安定狭心症や最近発症した急性心筋梗塞，急性心不全，高度房室ブロックやコントロールできていない心室頻拍などの重篤な不整脈，高度の弁膜疾患の存在である[2]（表）．これらのリスク因子があれば，術前に心血管系評価を行い，治療をして安定させてから手術を実施しなくてはならない．心エコーは心機能評価，弁機能評価，肺動脈圧の推定，解剖学的異常の検出などに大きな威力を発揮する．
- LVEF低下は術後の心不全発症と関係する．LVEF＜35％は周術期合併症のリスクが高い．呼吸困難がある場合，以前に心機能異常を指摘されていた場合には術前心機能評価を行う[3]．
- 心エコーは非心臓手術前のルーチン検査ではない．心エコーで周術期の心筋梗塞発症を予測することはできない．非心臓手術のリスクの高い患者（表）かどうかを診断することが重要である．

表　重症度の高い心臓の状態

不安定な冠動脈疾患	不安定狭心症 重度狭心症（Canadian Class ⅢあるいはⅣ） 最近発症の心筋梗塞（発症後7〜30日）
非代償性心不全	NYHA Ⅳ，心不全の悪化あるいは新たな心不全
重篤な不整脈	高度房室ブロック Mobitz Ⅱ型 3度房室ブロック 有症状の心室性不整脈 心拍数の高い（＞100bpm）上室性不整脈（心房細動を含む） 有症状の徐脈 新たに認めた心室頻拍
高度の弁膜疾患	高度の大動脈弁狭窄症 症状のある僧帽弁狭窄症

(Fleisher LA, et al：Circulation 116：e418-e499, 2007より改変)

【文献】

1) Mangano DT：Adverse outcomes after surgery in the year 2001-a continuing odyssey. Anesthesiology 88：561-564, 1998
2) 循環器病ガイドシリーズ．非心臓手術における合併心疾患の評価と管理に関するガイドライン（2014年改訂版）．http://www.j-circ.or.jp/guideline/pdf/JCS2014_kyo_h.pdf（2016年1月閲覧）
3) Fleisher LA, et al：2014 ACC/AHA guideline on perioperative cardiovascular evaluation and management of patients undergoing noncardiac surgery. A Report of the American College of Cardiology/American Heart Association Task Force on Practice Guidelines. J Am Coll Cardiol 64：e77-e137, 2014

7 拡大心をみたら

　左室拡張末期径（LVDd）の日本人の正常値は男性40〜56 mm（23〜31 mm/m^2），女性38〜50 mm（26〜34 mm/m^2）である．男性で55 mm以上，女性で50 mm以上は拡大といえる[1]．一回心拍出量は血圧や心拍数に影響を受ける．検査時の血圧，リズム，心拍数を記録しておく．

> **心エコーの評価項目**
> ・心腔のサイズ
> ・左室収縮機能（Mモード法の記録も残す）
> ・左室拡張機能
> ・右室収縮機能
> ・逆流の重症度
> ・肺動脈圧，右房圧
> ・左室，右室内の血栓
> ・同期不全の評価

a．拡張型心筋症

▼拡張型心筋症 dilated cardiomyopathy（DCM）は，①左室のびまん性収縮障害，②左室拡大を特徴とする疾患群と定義される[2]（図7-1）．

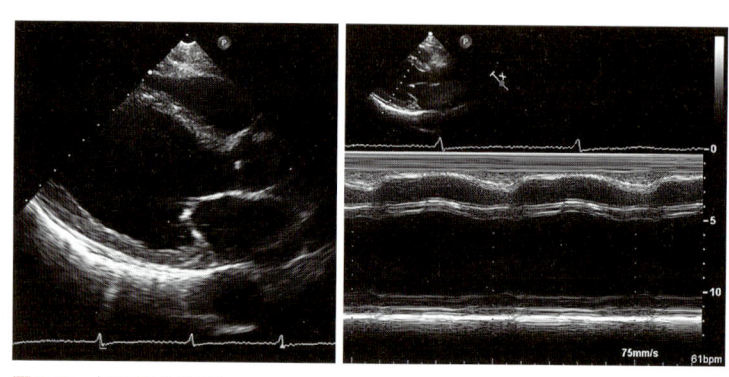

図7-1　拡張型心筋症
Mモード法は左室の大きさ，壁運動を1枚の写真で示すことのできる証拠となる．

7 拡大心をみたら

▼診断の確定には，基礎疾患ないし全身性の異常に続発する心筋症，類似した病態を示す虚血性心筋疾患，弁膜症性心筋疾患，高血圧性心筋疾患などを除外する必要がある．

b．拡張型心筋症と臨床的に類似した心筋症

◉虚血性心筋症
- 慢性虚血を原因とする拡張型心筋症に類似した左室の拡大と収縮機能の低下を特徴とする重症虚血性心疾患である．
- 多くは陳旧性心筋梗塞を背景疾患とするが，狭心症を繰り返し発症することも原因となる．虚血性心筋症の確定診断には冠動脈造影が必要となる．
- 虚血部位は収縮障害をきたすが，他の部位は代償機転として肥大し，左室は拡大して心拍出量を保とうとする．この構造上の変化をリモデリング（再構築）re-modelimgという．過度な左室拡大は心不全の原因となり，予後に影響する．

◉高血圧性心筋症
- 高血圧性心疾患に特徴的な左室肥大および収縮不全を呈した拡張型心筋症類似の病態である．
- 左室拡大を伴う遠心性肥大が特徴．

◉肥大型心筋症拡張相（拡張相肥大型心筋症）
- 肥大型心筋症の中で，長い経過中に肥大した心筋壁厚が次第に薄くなり，左室収縮力の低下（LVEF＜50％），左室内腔の拡大をきたし，拡張型心筋症に似た病態を呈するものがある．

◉心サルコイドーシス
- サルコイドーシスは原因不明の全身性肉芽腫性疾患であり，肺，肺門リンパ節，眼，皮膚に好発する．
- 心サルコイドーシスでは心室中隔基部にしばしば特徴的な壁の菲薄化を生ずる（図7-2）．
- 病変が広範になれば拡張型心筋症様の病態を呈する（図7-3）．
- 高度房室ブロックや冠動脈の灌流域から説明のつかない壁運動異常をみたときは否定できるまで心サルコイドーシスを疑う必要がある[3]．

◉心筋炎
- 心筋炎の病因はウイルス感染症が大半を占める．臨床的に心筋炎から拡張型心筋

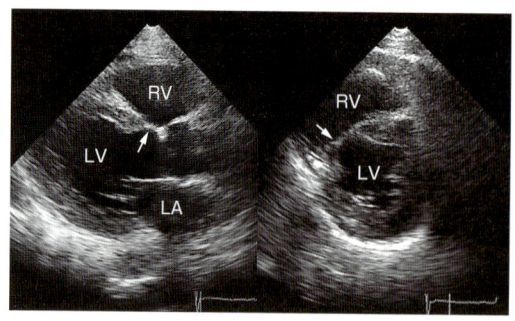

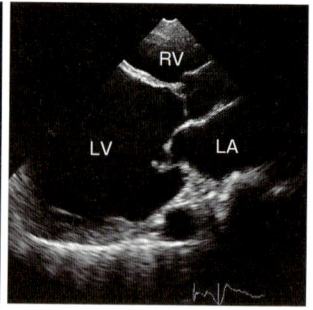

図7-2 心サルコイドーシスに認められた心室中隔基部菲薄化

図7-3 拡張型心筋症様となった心サルコイドーシス

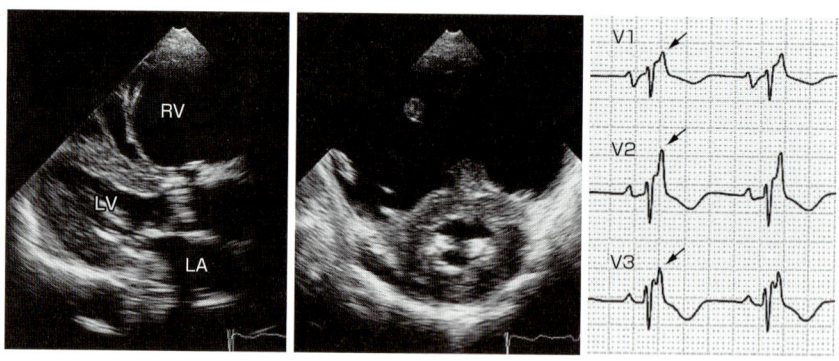

図7-4 右室の著明な拡大を認めた不整脈原性右室心筋症例
心電図でε波を認める(矢印).

症へ移行する例がある.
- 心膜液貯留に加えて,炎症部位に一致した一過性の壁肥厚と壁運動低下が特徴的である.
- 急性期には心原性ショック,房室ブロック,心室頻拍,心室細動,心静止などにしばしば陥る(劇症型心筋炎).
- 心エコーによる経時的変化の観察が劇症化診断に重要.

◉不整脈原性右室心筋症
- 不整脈原性右室心筋症 arrhythmogenic right ventricular cardiomyopathy (ARVC)は,右室優位の心拡大と心機能低下,右室起源の重症心室性不整脈を基本病態とする(図7-4).
- 病理学的には主に右室自由壁における脂肪浸潤と心筋細胞の脱落ならびに線維化

7 拡大心をみたら

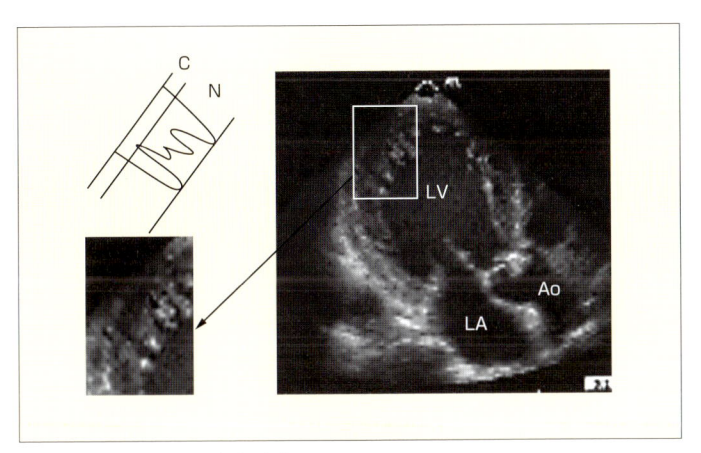

図7-5 左室心筋緻密化障害
C：緻密化層．N：非緻密化層．

を認め，心エコーでは右室の拡大，壁運動異常から診断する[4]．

● アルコール性心筋症
- 1日80～90gの純エタノール換算量を5年以上にわたり摂取すると発症するとされている．
- 進行すると拡張型心筋症と同様の病態を呈する．

● 脚気心
- 重症のチアミン欠乏により発症する高心拍出性心不全が基本病態である．
- 右心不全が優位であるが，両心不全を呈することが多い．

● 左室心筋緻密化障害
- 左室緻密化障害LV noncompactionは，心室壁の過剰な網目状の肉柱形成と深い間隙を基本病態とする（図7-5）．
- 拡張型心筋症類似の心不全，壁在血栓による塞栓症，致死的不整脈がある．
- 胎生期に左室心筋が非緻密化から緻密化していく発生の過程のどこでストップするかで，その程度にはバリエーションがある．
- 肉柱構造が発達し，収縮期の時相で非緻密化層（N）/緻密化層（C）＞2が診断基準となっている[5,6]．

◉ 筋ジストロフィーに伴う心筋疾患
- 筋ジストロフィーは遺伝性で進行性に筋力低下を示す疾患群で，Duchenne型筋ジストロフィーに伴う心筋症は，左室後壁基部から徐々に左室自由壁に広がるのが特徴的である．
- Becker型筋ジストロフィーは，Duchenne型に比して進行が緩徐である．

◉ 薬剤誘発性心筋症
- 抗癌剤によって誘発される心筋障害には2つのタイプがある．
- タイプⅠ（代表例はドキソルビシン）では急性毒性と慢性（遅発性）毒性が存在し，慢性毒性は蓄積性の心毒性で総投与量に比例して心筋障害が出現する．
- タイプⅡ（代表例はトラスツズマブ）は1〜4％で心不全，10％でLVEF低下を認める．
- タイプⅡの心筋障害発生のリスクは高齢，先行するドキソルビシン治療がある．
- いずれのタイプも投与前，治療経過中の心機能評価が重要であり，投与後のLVEFが10％以上低下，LVEF＜53％が心筋障害出現の基準である[7]．

◉ 産褥性心筋症（周産期心筋症）
- 心疾患の既往がなく，心不全を発症する原因が他に見当たらない女性が，妊娠後期から分娩後5ヵ月以内に新たな心不全症状を認める．
- 拡張型心筋症様の病態を呈する．

◉ 頻脈誘発性心筋症
- 心房細動など心房性不整脈で頻脈が持続することにより，左室収縮能が低下し，拡張型心筋症様の病態を呈することが知られている．
- 心拍数コントロールやリズムコントロールにより，心機能が回復する例において頻脈誘発性心筋症と診断される．

◉ 左室同期不全
- 左室が拡大し，収縮機能が低下してくると左室収縮の協調性も失われ（同期不全 dyssynchrony），EFのさらなる低下，MR悪化の原因となる．
- 心電図で完全左脚ブロックのときにLV dyssynchronyは顕著となる．
- 心室中隔が収縮早期（等容収縮期）に収縮し，septal flashと呼ばれる．一方で側壁の収縮が遅れ，心室中隔の収縮と左室後壁の収縮のタイミングがずれるseptal to posterior wall motion delay（SPWMD）（図7-6）．このタイミングのずれが心尖部の旋回するような運動（shuffle motion）の原因となる[8]．
- 両心室ペーシングによる心臓再同期療法cardiac resynchronization therapy（CRT）には，心室中隔と側壁の収縮のタイミングのずれを修正することによる

7 拡大心をみたら

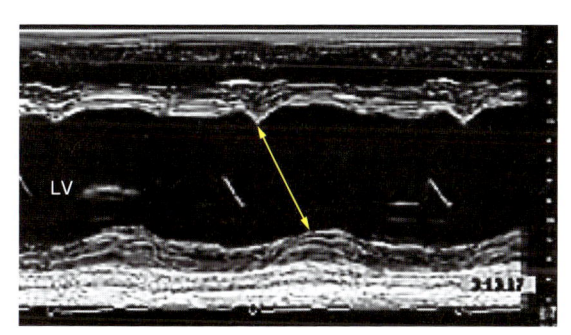

図7-6 左脚ブロックを合併した拡張型心筋症例
心室中隔と左室後壁の収縮のタイミングがずれる（矢印）．

心機能改善が期待される．
・現在のガイドラインでペーシングによるCRTの適応は，最適の薬物治療でもNYHAクラスⅢまたは通院可能な程度のクラスⅣの慢性心不全を呈し，LVEF35％以下，QRS幅120 msec以上がClass Ⅰとなっている[9]．しかし，CRTにはnon-respnderが存在し，CRT前に心エコーでLV dyssynchronyの存在を確認することは重要である．

【文献】
1) Daimon M, et al：Normal values of echocardiographic parameters in relation to age in a healthy Japanese population. The JAMP study. Cir J 72：1859-1866, 2008
2) 循環器病ガイドシリーズ．拡張型心筋症ならびに関連する二次性心筋症の診療に関するガイドライン．http://www.j-circ.or.jp/guideline/pdf/JCS2011_tomoike_h.pdf（2015年10月閲覧）
3) 日本サルコイドーシス/肉芽腫性疾患学会：サルコイドーシスの診断基準と診断の手引き 2015.
4) Marcus FI, et al：Diagnosis of arrhythmogenic right ventricular cardiomyopathy/dysprasia. Proposed modification of the task force criteria. Circulation 121：1533-1541, 2010
5) Jenni R, et al：Echocardiographic and pathoanatomical characteristics of isolated left ventricular non compaction；a step towards classification as a distinct cardiomyopathy. Heart 86：666-671, 2001
6) Ikeda U, et al：Isolated left ventricular non-compaction cardiomyopathy in adults. J Cardiol 65：91-97, 2015
7) Plana JC, et al：Expert consensus for multimodality imaging evaluation of adult patients during and after cancer therapy. J Am Soc Echocardiogr 27：911 939, 2014
8) Seo Y, et al：Left bundle branch block and echocardiography in the era of CRT. J Echocardiogr 13：6-14, 2015
9) 循環器病ガイドシリーズ．不整脈の非薬物治療ガイドライン（2011年改訂版）．http://www.j-circ.or.jp/guideline/pdf/JCS2011_okumura_h.pdf（2015年10月閲覧）

8 肥大心をみたら

　左室壁厚の正常値は心室中隔厚，後壁厚ともに男性9±1mm，女性8±1mm,である[1]．壁厚12mm以上で左室肥大と判断する（表8-1）．

表8-1　肥大心の鑑別

心筋細胞の肥大	
圧負荷	高血圧，大動脈弁狭窄症
容量負荷	大動脈弁閉鎖不全症，僧帽弁閉鎖不全症，心室中隔欠損症，動脈管開存症
特発性	肥大型心筋症
その他	スポーツ心，糖尿病，加齢心（S字状中隔，中隔基部の肥厚）
間質に構造物沈着	
沈着性	心アミロイドーシス，Fabry病，ヘモクロマトーシス
肉芽腫性	心サルコイドーシス
その他	心筋炎（急性期），心臓腫瘍，ミトコンドリア脳筋症

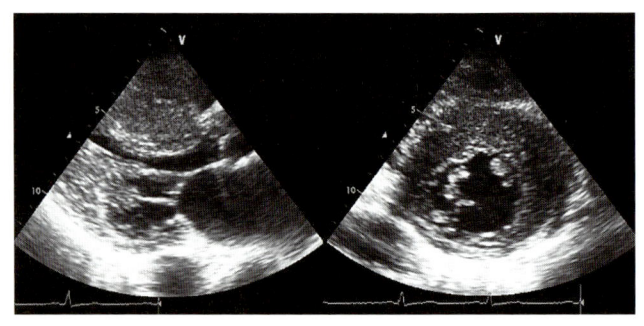

a. 肥大型心筋症

▼肥大型心筋症 hypertrophic cardiomyopathy (HCM) は圧負荷（高血圧，大動脈弁狭窄症）などで説明のつかない非均等型の左室壁肥厚を認める（図8-1）[2]．
▼肥大型心筋症の定義は左室壁厚が15mm以上[3]．
▼肥大様式は中隔基部肥厚（左室流出路狭窄を生じやすい），びまん性中隔肥厚，側壁に限局した肥厚，全周性肥厚，心尖部に限局した肥厚（心尖部肥大型心筋症）

図8-1　肥大型心筋症

8 肥大心をみたら

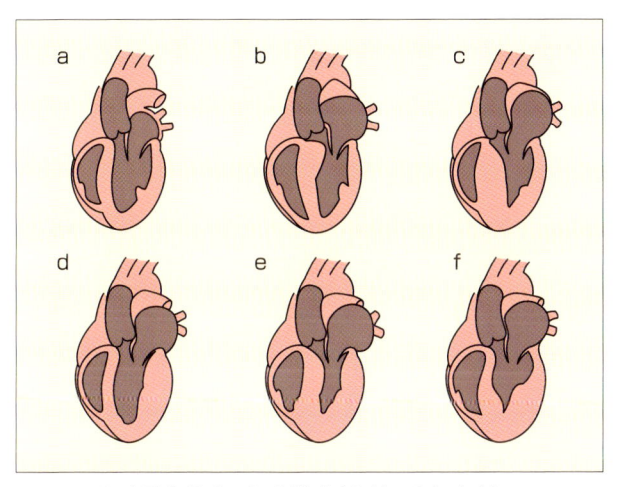

図8-2 肥大型心筋症の肥大様式（文献4より改変）
aは正常例．肥大型心筋症では全周性肥厚のタイプ（e）よりも非対称性心室中隔肥厚を示すタイプ（b, c）が多い．fは心尖部肥大型．

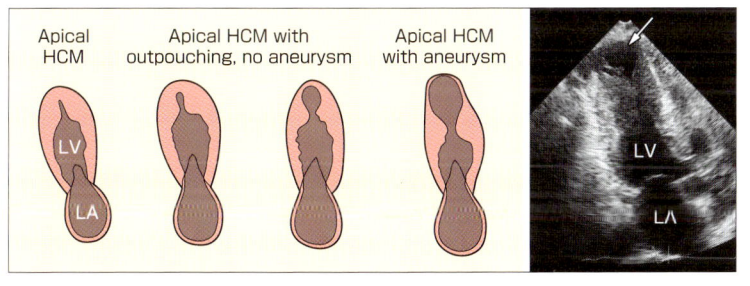

図8-3 心尖部肥大型心筋症（文献5より改変）
心尖部に瘤形成（矢印）を生じる例がある．

がある（図8-2）．
▼ 全周性肥厚では圧負荷（高血圧，大動脈弁狭窄症）や心アミロイドーシス，Fabry病などを鑑別する．
▼ 壁厚が30 mm以上は突然死リスクの一因子である[2]．最も厚い部分の壁厚（拡張末期）の計測も行うこと．
▼ 心室中部〜心尖部にかけて肥厚するタイプでは，心尖部に小さな袋状の形態（pouchあるいはoutpouching）を形成し，やがて心尖部瘤に進展していく症例があり，心尖部を注意深く観察する必要がある（図8-3）[5]．

57

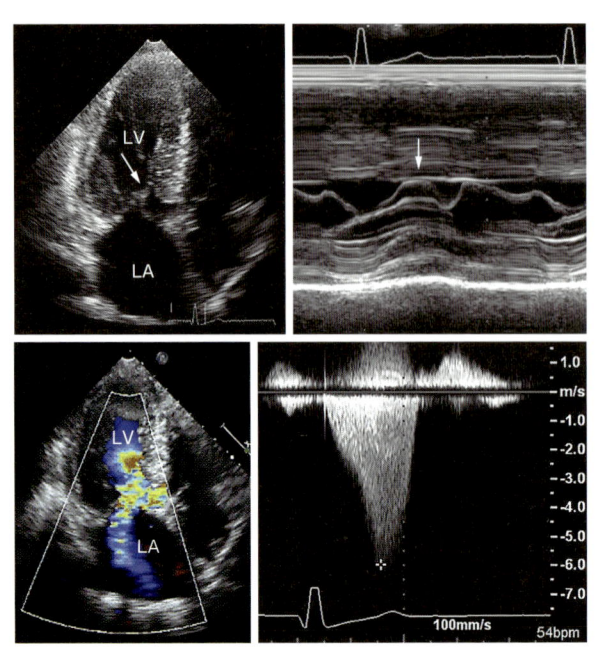

図8-4 左室流出路閉塞
SAM(矢印)を認め，左室流出路に144mmHgの圧較差を生じている．

▼左室内閉塞の評価を行う(図8-4)．左室流出路狭窄・閉塞例では僧帽弁前尖，腱索の収縮期前方運動systolic anterior motion(SAM)がみられ，MRを合併する．
▼左室流出路を通過する高速血流はカラードプラ像のモザイクシグナルとして観察される．連続波ドプラ法では，収縮中期～後期にピークを有する駆出血流速波形として記録できる．
▼左室流出路閉塞は，安静時あるいは薬剤負荷や運動負荷により30mmHg以上の左室流出路圧較差がみられた場合と定義される．Valsalva負荷(息こらえ)，座位での記録など，前負荷を減少させて圧較差が誘発されるか観察する．
▼左室収縮機能，拡張機能を評価する．
▼拡張相肥大型心筋症に移行するタイプがあり，左室収縮能が低下する(LVEF＜50％)．

8 肥大心をみたら

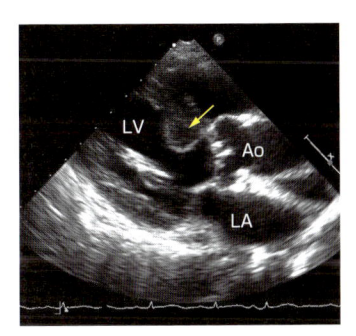

図8-5 高齢者にみられるS字状中隔
心室中隔基部が左室流出路に突出してくる(矢印).

b. 高齢者にみられる心室中隔基部の肥厚・突出(S字状中隔)

▼ 左室長軸像で心室中隔と大動脈前壁のなす角度が急峻となり,心室中隔基部が左室流出路に突出してくると,S字状中隔 sigmoid septum と呼ばれる(図8-5)[6].
▼ 動脈硬化で伸びた大動脈が心室中隔を押すことと関係する(胸部X線写真では横位心となる).
▼ 中隔基部の肥厚との識別は容易ではないが,左室流出路狭窄がなければ臨床的意義はない.
▼ 脱水や下痢,貧血,降圧薬や利尿薬の服薬,運動で圧較差を生じるので注意が必要.

c. 心アミロイドーシス

▼ 全身性アミロイドーシスとして,①ALアミロイドーシス(原発性,免疫グロブリン軽鎖由来),②AAアミロイドーシス(続発性),③家族遺伝性アミロイドーシス(トランスサイレチン関連遺伝型),④透析アミロイドーシス(β2ミクログロブリン由来)の4型がある.
▼ ALアミロイドーシスが最も高率に心病変をきたすアミロイドーシスである.
▼ 心エコー所見では心筋へのアミロイド沈着により,心室壁・中隔の肥厚,心室腔の狭小化などがみられ,心筋の輝度上昇 granular sparkling pattern がみられる.
▼ 右室壁,心房中隔の肥厚は肥大型心筋症や高血圧性心肥大では認められない所見である(図8-6).心アミロイドーシスでは心膜液貯留も特徴的な所見.
▼ 進行すると拘束型の拡張障害を認め,E/A>1,E波減速時間(DT)短縮,E/e'の増加(>15)が認められる.

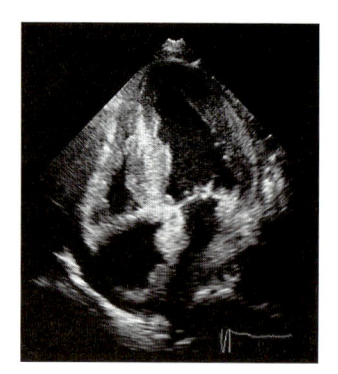

図8-6　心アミロイドーシス

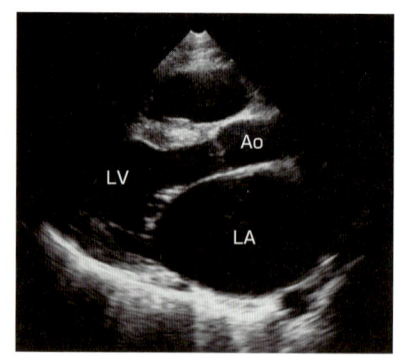

図8-7　拘束型心筋症の症例
左室径は正常で肥大も認めないが，著明な左房拡大を認める．

▼左室肥大があるにもかかわらず心電図で低電位を認めるときには，心アミロイドーシスを疑う必要がある．
▼高齢者の左室駆出率の保たれた心不全(HFpEF)には加齢により正常型トランスサイレチンが前駆物質となる老人性全身性アミロイドーシスの可能性がある[7]．

d. 拘束型心筋症

▼拘束型心筋症 restrictive cardiomyopathy (RCM) は心筋の線維化により拡張不全に至る疾患．心アミロイドーシスに似た病態をとる．
▼大きくない左室腔，正常か厚めの左室壁，比較的保たれた壁運動，および両心房の拡大が特徴的である(図8-7)[8]．
▼収縮性心膜炎と鑑別する必要がある(収縮性心膜炎の項参照)．

e. 心Fabry病

▼Fabry病はα-galactosidase Aの遺伝子異常による酵素活性低下により生じる．
▼心Fabry病は心臓の細胞にスフィンゴ糖脂質が蓄積し，心エコーでは肥大型心筋症様病態をきたす[9]．
▼鑑別にはα-galactosidase A酵素活性を測定する必要がある．

8 肥大心をみたら

【文献】

1) Daimon M, et al：Normal values of echocardiographic parameters in relation to age in a healthy Japanese population. The JAMP study. Cir J 72：1859-1866, 2008
2) 循環器病ガイドシリーズ．肥大型心筋症の診療に関するガイドライン（2012年改訂版）．http://www.j-circ.or.jp/guideline/pdf/JCS2012_doi_h.pdf（2015年10月閲覧）
3) Elliott PM, et al：2014 ESC guidelines on diagnosis and management of hypertrophic cardiomyopathy. Eur Heart J 35：2733-2779, 2014
4) Ommen SR：Hypertrophic cardiomyopathy. Curr Probl Cardiol 36：409-453, 2011
5) Binder J, et al：Apical hypertrophic cardiomyopathy：prevalence and correlates of apical outpouching. J Am Soc Echocardiogr 24：775-781, 2011
6) Goor D, et al：The "Sigmoid septum". Variation in the contour of the left ventricular outlet. Am J Roentgenol Radium Ther Nucl Med 107：366-376, 1969
7) Falk RH, et al：How to image cardiac amyloidosis. Circ Cardiovasc Imaging 7：552-562, 2014
8) Ammash NM, et al：Clinical profile and outcome of idiopathic restrictive cardiomyopathy. Circulation 101：2490-2496, 2000
9) Nakao S, et al：An atypical variant of Fabry's disease in men with left ventricular hypertrophy. New Engl J Med 333：288-293, 1995

NOTE　3次元心エコー法

- 断層心エコー法による左室容積計測には左室を回転楕円体とする前提がある．3次元心エコー法は，多くの断面からの情報をもとに左室を再構築するため形態的な仮定が少なくてすむ．特に左室形態が変化する病的な心臓では3次元心エコー法の優位性は大きくなる．
- 2015年に発表されたASEの心腔計測ガイドライン[1]では3次元心エコー法が左室容積，心筋重量，右室や左房の容積計測においても推奨されている．
- リアルタイム3次元心エコー法は，matrix array probeを用いてピラミッド型に超音波を照射し，リアルタイムで弁の動きや心腔を3次元的に観察可能である．
- 平面の情報からもとの立体を頭の中で構築することは案外難しい（図）．3次元表示は誰がみても同じにみえるという利点がある．

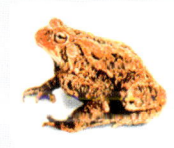

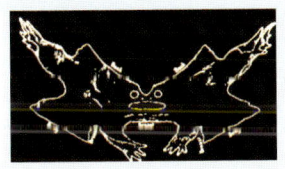

図　脱皮をするカエルと脱皮した皮（文献2より）

【文献】

1) Lang RM, et al：Recommendations for cardiac chamber quantification by echocardiography in adults：an update from the American Society of Echocardiography and the European Association of Cardiovascular Imaging. J Am Soc Echocardiogr 28：1-39, 2015
2) 田邊一明：三次元エコーで心機能を評価する．心エコー4：836-844, 2003

9 症状・病態から必要となる心エコー

1) 呼吸困難

　呼吸困難を引き起こすすべての原因疾患は労作時呼吸困難をもたらす可能性があり，心血管疾患に特異的というわけではない．左心不全が原因の呼吸困難を左室駆出率だけで鑑別はできない．特に左室駆出率が保たれた心不全 heart failure with preserved ejection fraction (HFpEF) 例の評価は難しい[1]．血行動態を推定するだけでなく，慢性的な負荷の状態，運動すれば左房圧が上昇する可能性まで考える必要がある．

　左心不全 ⟶ 左心拍出量低下＋左房圧上昇
　右心不全 ⟶ 右心拍出量低下＋右房圧上昇

　心エコーの役割は心不全かどうかを見極め，原因疾患の同定，治療方針の決定や治療効果の評価にある．

心エコーの評価項目
- 左室径，壁厚，壁運動，収縮機能 (LVEF)
- 左房径，容積
- 左室拡張機能，左房圧の推定
- 右室径，収縮機能
- 肺動脈圧，下大静脈径
- 心拍出量
- 弁膜症
- 心内シャント（先天性心疾患）
- 心筋症
- 左室流出路狭窄
- 収縮性心膜炎

Point 左房圧の推定

　左房圧推定にオールマイティな指標はなく，複数の指標を組み合わせて考えなければならない（表9-1-1）[2]．

9 症状・病態から必要となる心エコー

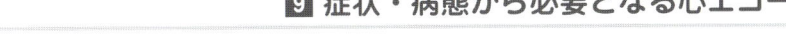

表9-1-1 左房圧の評価（文献2より）

EFによる分類	心エコー指標
EF<50%	・左室流入血流速波形：E/A>2，DT<150msecで左房圧上昇 ・左室流入血流速波形：E/A≧1〜2のとき 　以下の指標があれば左房圧上昇 　　組織ドプラ法：E/e'>15 　　肺静脈血流速波形：S/D<1，Ar－A≧30msec 　　Valsalva負荷によりE/A減少≧0.5 　　右室圧>35mmHg ・左室流入血流速波形：E/A<1であれば左房圧正常
EF≧50%	・組織ドプラ法：E/e'>15で左房圧上昇 ・組織ドプラ法：E/e'8〜14のとき 　以下の指標があれば左房圧上昇 　　左房容積係数≧34mL/m² 　　肺静脈血流速波形：Ar－A≧30msec 　　Valsalva負荷によりE/A減少≧0.5 　　右室圧>35mmHg ・組織ドプラ法：E/e'<8であれば左房圧正常

Point 救急・ベッドサイドでの呼吸困難へのアプローチ

心エコーの評価項目

- 左室・右室の大きさ，壁運動，LVEF
- 左室流入血流速波形（E/A）
- IVC径（正常は≦21mm）と呼吸性変動（正常は≧50%）
- 右室圧計測
- 肺のコメットサイン
- 胸水貯留

◉ 左室流入血流速波形

・肺うっ血による呼吸困難であれば左房圧（左室拡張末期圧）が上昇している．左室流入血流速波形でE/A>1となっているはずである（図9-1-1）．

◉ 肺のコメットサイン

・肺うっ血が疑われるとき，胸壁に探触子を当ててコメットサイン（ultrasound lung comets，B-line，lung rocketsとも呼ばれる）の有無をみる．超音波は空気を通らないため，正常の肺では胸膜の多重反射が記録される．肺うっ血があると，肺胞内の水分貯留，肺胞壁の肥厚により彗星のように尾を引くエコーが複数記録される（図9-1-2）[3]．
・肺炎や肺線維症などでもコメットサインは出現するが，心原性のコメットサイン

63

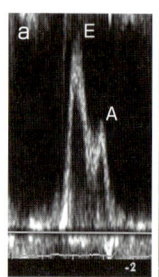

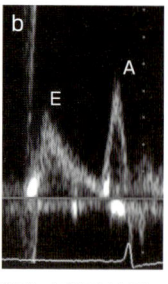

図9-1-1 左室流入血流速波形 心不全治療前でⅢ音を聴取する状態(a)と心不全治療後(b).

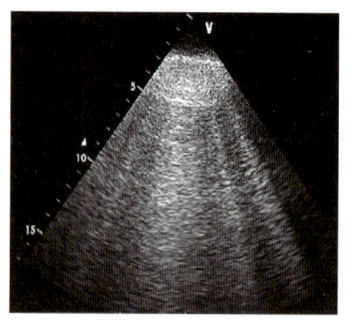

図9-1-2 コメットサイン

は肺野全体で記録される特徴がある．

● 下大静脈径による右房圧の推定 (表9-1-2)
- 患者の体内水分量を反映していると考えられる中心静脈圧 (=右房圧) の推定に下大静脈 (IVC) 径とその呼吸性変動が用いられる．
- IVCの右房開口部から0.5〜3.0cmにある肝静脈合流部の上流部で，呼吸により変動する最大および最小の血管径を計測する (図9-1-3)．
- 心不全の治療経過で治療前のIVC径と比較しながら至適な水分管理ができているか判断できる．
- 下腿浮腫が右心不全 (右房圧上昇) によるものかどうかの判断を要するとき，IVC径が正常で，呼吸性変動が50％以上あれば右心不全は考えにくく，他の原因を考える．

● 心不全と右室圧・右房圧
- 右心不全の原因の多くは左心不全である．左心不全 (肺うっ血) を疑う患者で右心不全の所見である右房圧上昇 (静脈圧上昇)，胸水貯留があれば肺毛細管圧上昇 (左房圧上昇) もあると予想できる (図9-1-4)．
- 呼吸困難を訴えるとき，IVCが拡大し，右室圧の上昇があれば左房圧 (肺毛細管圧) も上昇していると推測して8割は当たっている (図9-1-5)[6]．

【文献】
1) Yamamoto K, et al：Determination of left ventricular filling pressure by Doppler echocardiography in patients with coronary artery disease：critical role of left ventricular systolic function. J Am Coll Cardiol 30：1819-1826, 1997
2) Nagueh SF, et al：Recommendations for the evaluation of left ventricular diastolic

9 症状・病態から必要となる心エコー

表9-1-2 下大静脈径による右房圧の推定（文献4より）

IVC径（cm）	Sniffによる虚脱（％）	推定右房圧（mmHg）
≦2.1	>50	3（0〜5）
≦2.1	<50	8（5〜10）
>2.1	>50	8（5〜10）
>2.1	<50	15

体格の小さいアジア人のデータでは右房圧>10mmHgを推定するIVCの最大径は1.9cmであった[5]．

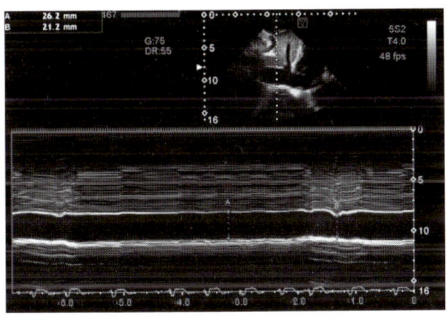

図9-1-3 下大静脈径の呼吸性変動
右房圧上昇により下大静脈径が拡大し，呼吸性変動が認められない

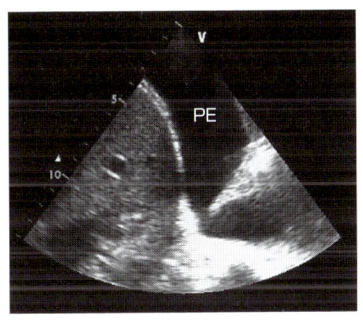

図9-1-4 胸水（PE）
両側側胸部に探触子を当てる．

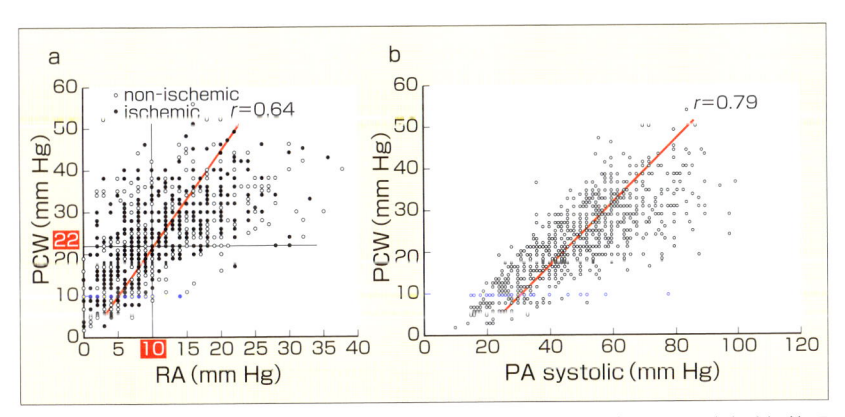

図9-1-5 重症心不全例で右房圧上昇（a），肺動脈圧上昇（b）があれば肺毛細管圧（PCWP）は上昇している（文献6より）．

function by echocardiography. J Am Soc Echocardiogr 22：107-133, 2009
3) Picano E, et al：Ultrasound lung comets：A clinically useful sign of extravascular lung water. J Am Soc Echocardiogr 19：356-363, 2006
4) Rudski LG, et al：Guidelines for the echocardiographic assessment of the right heart in adults：a report from the American Society of Echocardiography. J Am Soc Echocardiogr 23：685-713, 2010
5) Lee SL, et al：Estimation of right atrial pressure on inferior vena cava ultrasound in Asian patients. Circ J 78：962-966, 2014
6) Drazner MH, et al：Relationship between right and left-sided filling pressures in 1000 patients with advanced heart failure. J Heart Lung Transplant 18：1126-1132, 1999

NOTE 呼吸困難の心エコーによるアプローチ

呼吸困難を訴えるとき（図），
- LVEF＜50％でE/A＞1であれば肺うっ血を疑う．
- 肺うっ血を疑うとき，IVCが拡大し，右室圧の上昇があれば左房圧（肺毛細管圧）も上昇していると推測できる．
- コメットサインや胸水の有無もみておく．
- LVEF≧50％であれば呼吸困難の原因となる慢性心疾患や肺塞栓を鑑別する．

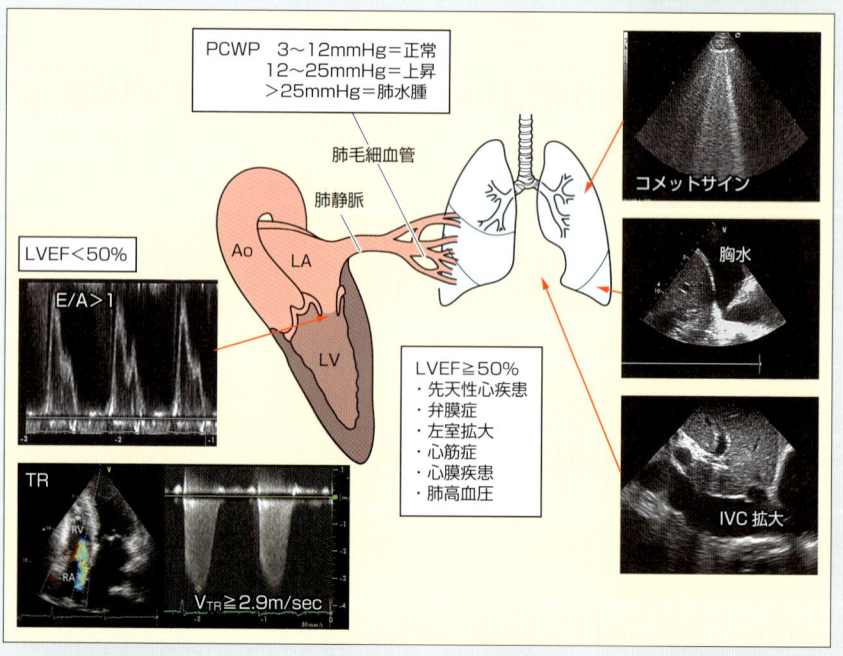

図 呼吸困難のアプローチ

9 症状・病態から必要となる心エコー

2）胸痛

　心電図異常を伴わない胸痛の鑑別に心エコー検査は役に立つ．心筋梗塞患者においても急性期や後壁梗塞では心電図で診断できないことがある．患者が胸痛を訴えているときの心エコー検査は診断価値が高い．

> **心エコーの評価項目**
> ・壁運動異常（冠動脈疾患，タコツボ型心筋症など）
> ・大動脈解離
> ・心膜炎，心膜液貯留
> ・肺塞栓
> ・弁膜症（特に大動脈弁狭窄症）
> ・心筋症（特に肥大型心筋症）

a．急性冠症候群

▼心筋虚血による胸痛であれば，虚血のカスケード ischemic cascade から間に起きるはずのことはすべて起きているはずである（図9-2-1）．
▼12誘導心電図が典型的でない場合でも，心エコーで壁運動異常が認められるはずである（左室壁運動のみかた参照）．
▼心尖部も含めて冠動脈支配領域を意識して壁運動を評価する．
▼急性心筋梗塞の合併症として心室中隔穿孔，乳頭筋断裂を生じていると，頻脈であるとともに壁運動の保たれた領域が過収縮し，全体的な壁運動がよくみえることがあるので注意が必要．
▼下壁梗塞例では右室壁運動異常（右室梗塞）にも注意する．
▼患者が胸痛を訴えていて左室の局所壁運動異常が認められなければ，虚血以外の原因を考える．

b．心筋梗塞の合併症

　早期にカテーテル治療など再灌流療法が行われるようになり，頻度は減っているが見逃してはならない合併症を挙げる[1]．

67

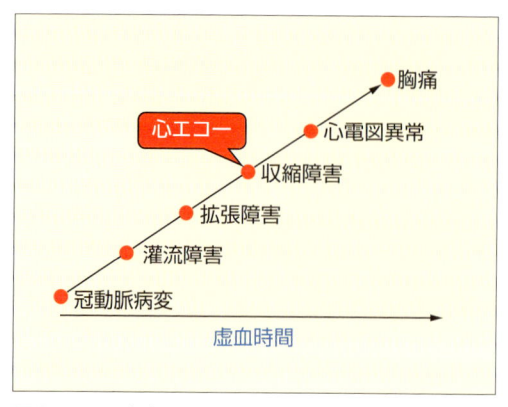

図9-2-1 虚血のカスケード

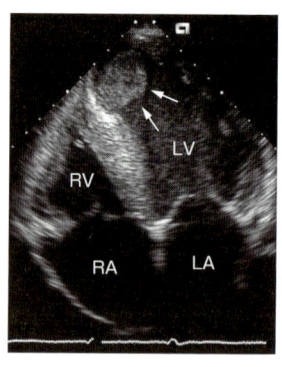

図9-2-2 左室心尖部瘤に認められた血栓（矢印）

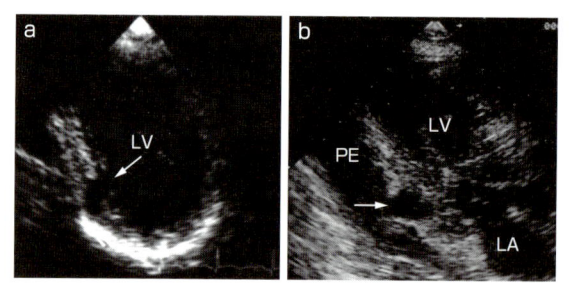

図9-2-3 subepicardial aneurysm（a）と破裂した瞬間（b）

◉ 心室瘤・血栓
・心筋梗塞発症後2〜4週後に生じる．
・左室瘤と生き残った心筋の境界（neck）が認められ，薄く輝度の上昇した心筋が外方に突出する．
・真性瘤は瘤の間口が広いのが特徴である．破裂する危険は少ないが，血栓形成に注意が必要である（図9-2-2）．

◉ 仮性瘤
・仮性瘤は左室壁との境界が突然断裂した形態で，瘤の壁には心筋の組織が認められない（心膜，血栓など）．瘤は嚢状となり，瘤の間口が狭いのが特徴．subepicardial aneurysmと呼ばれ，破裂する危険が高く（図9-2-3）[2]，緊急手術を考慮する．

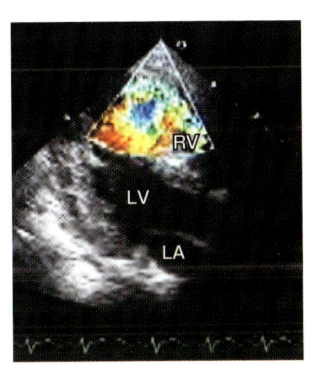

9 症状・病態から必要となる心エコー

図9-2-4　心室中隔穿孔

◉ 心破裂
- 心筋梗塞部位に亀裂の入るblow-out型と，染み出すように心膜腔に出血するoozing型がある．
- blow-out型 (free wall rupture) は発症後24時間以内に生じることが多く，突然死の原因となる．
- oozing型は心筋梗塞発症後1～3日後に発症し，心膜液が徐々に増加していく．心膜腔内に血腫を形成し，心タンポナーデの所見が出てくる．oozing型心破裂を疑ったら手術での止血を考慮する．

◉ 心室中隔穿孔
- 稀ではあるが，心筋梗塞発症後24時間以内に生じることが多い．
- 心室中隔の梗塞部位と正常部位の境界に生じやすい．スリルを触れる汎収縮期雑音を聴取する．
- カラードプラ法でシャント血流が確認できる (図9-2-4)．緊急手術を考慮する．

◉ 乳頭筋断裂
- 乳頭筋の梗塞により乳頭筋機能不全を生じ，僧帽弁逆流 (MR) を生じる．乳頭筋断裂は急性MRの原因となり，突然死をきたすこともある．
- 前乳頭筋は左前下行枝，回旋枝の二枝支配であるが，後乳頭筋は右冠動脈の一枝支配のため，乳頭筋断裂は後乳頭筋に生じやすい．
- 逸脱する僧帽弁尖に断裂した乳頭筋が腫瘤状に付着している．
- 重症のMRでは心雑音が聴取できないこともあり，カラードプラ法でも診断できないことがあるので注意が必要．左室が小さく過収縮となる．

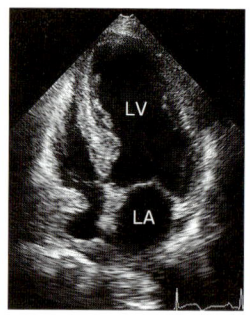

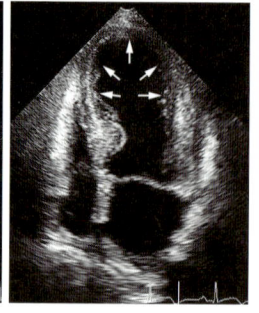

図9-2-5　タコツボ型心筋症
心尖部にかけて広く壁運動異常を認める(矢印).

c. 虚血以外の胸痛

　虚血以外の原因で見逃してはいけない疾患としてタコツボ型心筋症，大動脈解離，急性心膜炎，肺塞栓がある．

● タコツボ型心筋症(図9-2-5)
・冠動脈病変がなく一過性に左室収縮障害を生じる疾患で，ストレスに誘発された一過性の心筋の気絶状態と考えられている[3]．急性冠症候群と鑑別を要する．
・閉経後の女性に多い．
・胸部症状は突然の精神的あるいは肉体的ストレスに誘発される．
・左室中部から心尖部にかけて広く壁運動異常を認める (apical ballooning)．一方で心基部には過収縮がみられる．心尖部の壁運動が保たれる例(apical sparing)，右室にも壁運動異常を生じる例もある．心基部の過収縮で左室流出路狭窄を生じることがある．
・数日から数週間で左室壁運動は回復する．

● 急性大動脈解離
・Stanford A型(図9-2-6)は致死率も高く，胸痛の鑑別で常に考えておく．
・心エコーでは上行大動脈内に可動性のあるflapの存在から診断する．アーチファクトとの鑑別のため，長軸と短軸像の2断面で確認する．
・flapが認められなくても，上行大動脈の拡大がある場合は造影CT検査を行う．
・急性大動脈解離の合併症として，1)急性の大動脈弁逆流，2)心膜液貯留，3)左室壁運動異常(冠動脈入口部の解離や閉塞による)に注意する(図9-2-7)[4]．

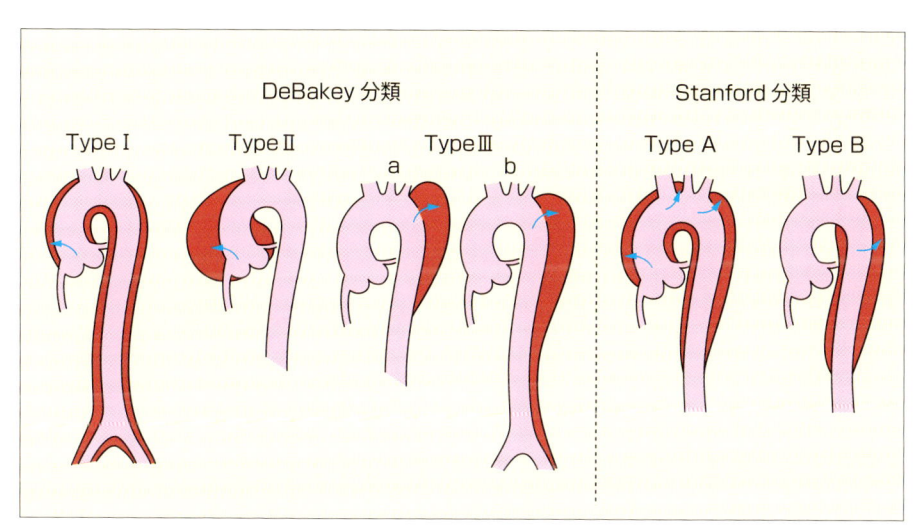

9 症状・病態から必要となる心エコー

図9-2-6 大動脈解離の分類
DeBakey分類とStanford分類.

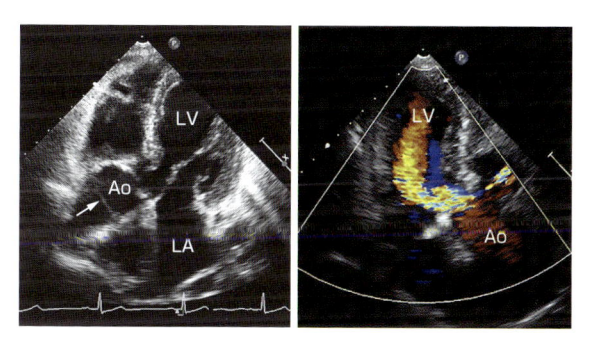

図9-2-7 Stanford A型急性大動脈解離
上行大動脈内にflap（矢印）を認める．高度の大動脈弁逆流も認められる．

●急性心膜炎
- 心膜の1～2週間以内の炎症に伴う症状や徴候で，多くはウイルス性である．しばしばウイルス感染に伴う感冒症状，筋肉痛などの前駆症状を伴う．
- その他の原因として細菌性，結核性，膠原病性，急性心筋梗塞後，腫瘍の転移，放射線治療後などが挙げられる．
- 胸痛は吸気，咳をしたとき，また仰臥位で増強する特徴がある．
- 心電図で広範なST上昇を認め，急性冠症候群との鑑別を要す．
- 心エコーでは心膜液貯留が認められる．心筋炎に移行する例もある．

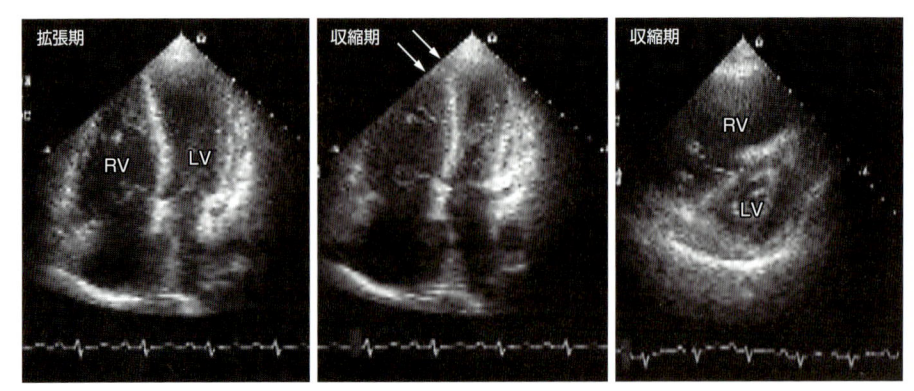

図9-2-8　肺塞栓例のMcConnel sign(矢印)と左室のD-shape

◉ 肺塞栓
- 急性期の心エコー図では典型的な所見がないことが多い．しかし広範型(massive)肺塞栓では右室の後負荷が増加し，右室拡大，右室収縮機能の低下，右室圧上昇の所見が認められる[5]．
- 右室圧上昇により，心室中隔が左室側に圧排され，左室がアルファベットのD型の形態(D-shape)となる．時に肺動脈内や右室，右房内に血栓を認めることもある．
- 心エコーが正常所見のときでも肺塞栓を否定すべきではないが，心エコーで正常所見であれば広範型肺塞栓は否定できる．

Point 肺塞栓に特徴的な心エコーのサイン

◉ McConnel sign
　心尖部四腔像で右室基部から中央部の壁運動は低下しているが，右室心尖部には正常な壁運動が認められる所見(図9-2-8)[6]．保たれた左室心尖部の収縮に右室心尖部が引っ張られるのもその一因．

◉ "60/60" sign
　急性肺塞栓では急激な右室の後負荷上昇に対して右室が代償できず，右室圧が60mmHg以上に上がることは少ない．また肺動脈血管抵抗の突然の上昇を反映して，右室流出路血流速波形で最高速度までの加速時間が短縮し(AT≦60msec)，駆出中期にノッチが認められる(図9-2-9)[7]．

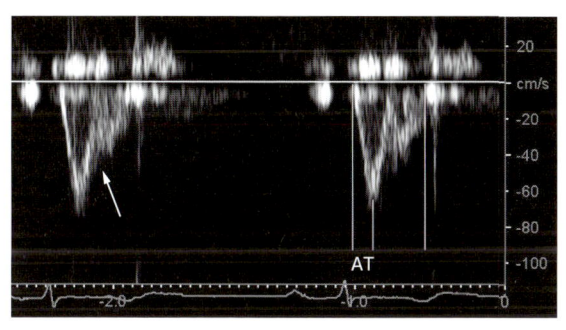

図9-2-9　肺塞栓例の右室流出路血流速波形
加速時間(AT)が短縮し，駆出中期にノッチが認められる(矢印).

【文献】

1) Gueret P, et al：Echocardiographic assessment of the incidence of mechanical complications during the early phase of myocardial infarction in the reperfusin era：a French multicenter prospective registry. Arch Cardiovasc Dis 101：41-47, 2008
2) Tanabe K, et al：Fatal cardiac rupture：a case of subepicardial aneurysm after myocardial infarction. J Am Soc Echocardiogr 13：951-952, 2000
3) Prasad A：Apical ballooning syndrome. An important differential diagnosis of acute myocardial infarction. Circulation 115：e56-59, 2007
4) Goldstein SA, et al：Multimodality imaging of disease of the thoracic aorta in adults：from the American Society of Echocardiography and the European Association of Cardiovascular Imaging. J Am Soc Echocardiogr 28：119-182, 2015
5) Konstantinides SK, et al：2014 ESC guidelines on the diagnosis and management of acute pulmonary embolism. Eur Heart J 35：3033-3080, 2014
6) McConnel MV, et al：Regional right ventricular dysfunction detected by echocardiography in acute pulmonary embolism. Am J Cardiol 78：469-473, 1996
7) Torbicki A, et al：Proximsal pulmonary emboli modify right ventricular ejection pattern. Eur Respire J 13：616-621, 1999

3) ショック

　ショックは循環不全の臨床徴候である．成人では収縮期血圧90 mmHg未満あるいは平均血圧70 mmHg未満で，通常頻脈を伴う．皮膚に冷感，チアノーゼを認め，乏尿，神経症状が出現する．また，高乳酸血症が認められる．

心エコーの評価項目
- 左室，右室機能
- 高度弁膜症（大動脈弁狭窄症・閉鎖不全症，僧帽弁閉鎖不全症，感染性心内膜炎）
- 心タンポナーデ
- 左室流出路狭窄
- 脱水（下大静脈径）
- 肺塞栓
- 心内シャント（心筋梗塞後の心室中隔穿孔）
- 心破裂
- 大動脈解離
- 心腔内腫瘤

　ショックの病態は4つに分類される（図9-3-1，表9-3-1）[1]．

表9-3-1　ショックの分類

ショックの分類	原因	心エコー所見
distributive shock（血液分布不均衡性）	敗血症 アナフィラキシー 神経原性	・心腔の径は正常 ・通常心機能は正常 ・敗血症に伴う左室収縮機能低下を生じ得る
hypovolemic shock（循環血液量減少性）	出血 脱水	・心腔は小さい ・左室収縮は正常から過収縮 ・下大静脈は虚脱
cardiogenic shock（心原性）	急性心筋梗塞 拡張型心筋症 心筋炎 高度弁膜症 不整脈	・左室拡大，収縮低下がみられる ・心筋梗塞では広範囲梗塞，右室梗塞，機械的合併症（心破裂，心室中隔穿孔，乳頭筋断裂）を疑う ・劇症型心筋炎では左室全体の壁運動低下がみられる
obstructive shock（閉塞性）	心タンポナーデ 肺塞栓 緊張性気胸	・心タンポナーデでは心膜液貯留，右心系の虚脱，下大静脈は拡大する ・肺塞栓，緊張性気胸では右室が拡大し，左室が小さくなる．

大動脈解離において解離の伸展により上肢血圧が低下する状態に注意する．

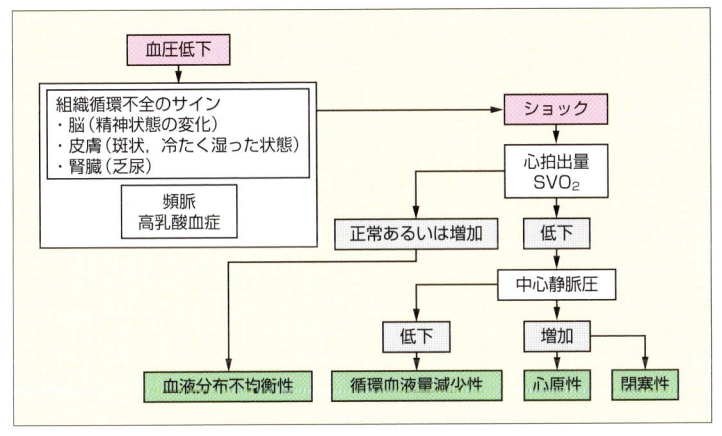

9 症状・病態から必要となる心エコー

図9-3-1 ショックのアプローチ

Point 救急現場でのアプローチ

● FoCUS

救急現場では，時間をかけず，必要最低限の情報を得ることが要求される．focused cardiac ultrasound (FoCUS) とは，救急心エコーに関するエビデンスに基づいた国際勧告である[2]．FoCUSにおける標準断面は，①心窩部四腔像，②心窩部下大静脈像，③傍胸骨左室長軸像，④傍胸骨左室短軸像，⑤心尖部四腔像を描出し（図9-3-2），評価項目は以下の通りである．

心エコーの評価項目

- 左室の大きさ，左室収縮機能
- 右室収縮機能
- 血管内ボリュームの状態（下大静脈径）
- 心膜液や心タンポナーデの有無
- 慢性心疾患のサイン（左室・左房拡大，右室拡大，左室・右室肥大）
- 弁膜症
- 心腔内腫瘤の有無

診断が不十分であれば，標準的な心エコーの評価を追加する必要がある．

● 肺エコーを加えた評価

ショックの患者を目の前にして限定的な心腔・心機能評価，下大静脈による血管

75

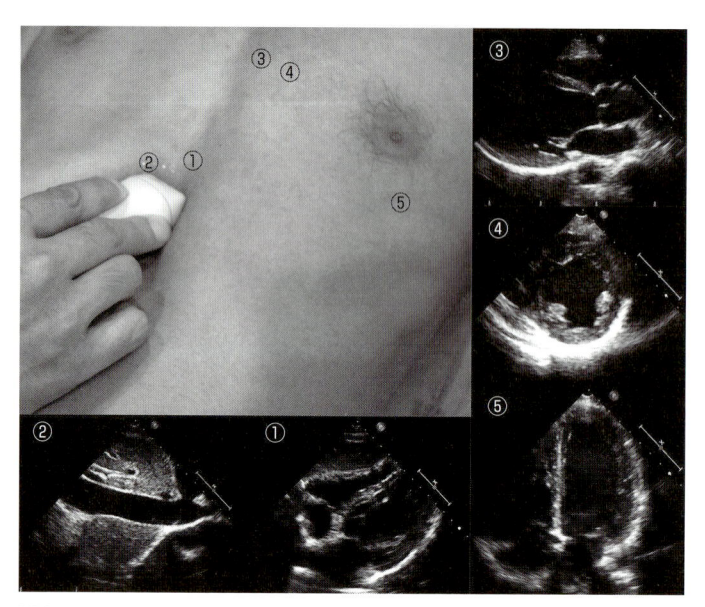

図9-3-2 FoCUSにおける標準断面
①心窩部四腔像，②心窩部下大静脈像，③傍胸骨左室長軸像，④傍胸骨左室短軸像，⑤心尖部四腔像．

内ボリュームの評価に肺エコーを加えて血行動態を評価する方法が提唱されている[3]．
1. 心膜液貯留（心タンポナーデ），右室拡大（肺塞栓，緊張性気胸）
→閉塞性（obstructive）ショック
2. 肺うっ血の所見，肺エコーでultrasound cometsあり（B-profileと呼ばれる）
→心原性（cardiogenic）ショック
3. 肺うっ血の所見なし，肺エコーでultrasound cometsなし（A-profileと呼ばれる）
→循環血液量減少性（hypovolemic）ショック，血液分布不均衡性（septic）ショック
→大量輸液を開始し，肺エコーでultrasound cometsが出現すれば輸液過多と判断．時間は限られるが，心エコーを駆使して病態に迫りたい．

【文献】

1) Vincent JL, et al：Circulatory shock. N Engl J Med 369：1726-1734, 2013
2) Via G, et al：International evidence-based recommendations for focused cardiac ultrasound. J Am Soc Echocardiogr 27：683, e1-e33, 2014
3) Lichtenstein D, et al：Integrating lung ultrasound in the hemodynamic evaluation of acute circulatory failure (the fluid administration limited by lung sonography protocol). J Crit Care 27：533 e11-533 e19, 2012

9 症状・病態から必要となる心エコー

4）心膜液貯留・心タンポナーデ

a. 心膜液貯留

　心膜液はエコー・フリースペースとして描出される．心エコーは診断だけでなく，心膜液の量，性状を評価し，原因となる疾患を検索するうえで重要である．また，心膜穿刺を要する場合のガイドとして心エコーは重要な役割を担う．

心エコーの評価項目
- 心膜液の量，分布，性状
- 原因となる疾患の検索
- 心タンポナーデの所見
- 胸水との鑑別

▼心膜液の分布は心膜の癒着や体位に影響を受けるが，左側臥位での記録では，わずかな貯留は左室後下壁側の房室間溝部（短軸では6〜9時方向）で認めやすい（図9-4-1）．貯留液が増加すると全周性となる（図9-4-2）．
▼生理的にはエコー・フリースペースは＜5mmで，収縮期のみに認める．フリースペースが＜10mmは少量，10〜20mmは中等量，＞20mmで大量の貯留．
▼経時的な評価には同一断面，同一心周期で測定する．
▼右室前面のみに観察できるフリースペースは脂肪組織を疑う．
▼胸水は傍胸骨左室長軸像において胸部下行大動脈より後方に確認できることで区別できる（図9-4-3）．
▼心膜穿刺を要する場合は心エコーで安全に穿刺できる場所を探し，心エコーガイド下に行う[1]．

b. 心タンポナーデ

　心タンポナーデは貯留した心膜液（あるいは血腫）により心腔が圧迫され，生命に関わる状態であり，その診断に心エコーが役に立つ[2]．心膜液の量だけで心タンポナーデと診断できるのではなく，心膜腔内の圧と心膜の広がりやすさ（制限）が影響する．心膜液の貯まるスピードが速ければ（大動脈解離の破裂や心筋梗塞後の心破裂など）少量の心膜液貯留でも心タンポナーデとなる．原因として心膜炎，結核，カテーテル操作

77

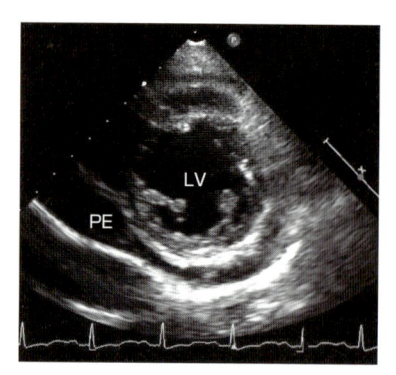

図9-4-1　心膜液貯留（PE）（左室短軸像）

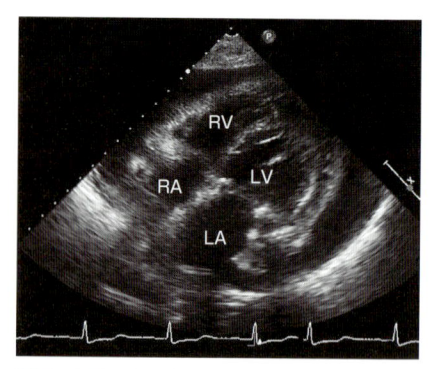

図9-4-2　全周性の心膜液貯留（心窩部四腔像）

や開心術後，外傷，悪性腫瘍の心膜転移が多いが，膠原病，放射線治療後，心筋梗塞後，大動脈解離，尿毒症，細菌性もある[3]．貯留液の目立たない心タンポナーデに開心術後の限局した心膜内血腫による低心拍出量状態がある（coagula tamponade）[4]．

> **心エコーの評価項目**
> - 大量の心膜液内を心臓が振り子様に動く（a swinging heart）（図9-4-4）．
> - 心腔の虚脱
> - 下大静脈拡大と呼吸性変動の消失
> - 拡張期心室流入の呼吸性変動
> - 一回拍出量の低下

Point
心腔の虚脱は心タンポナーデのサイン

▼心エコーで心タンポナーデと診断できる所見として右房・右室の虚脱collapseがある．心膜腔の内圧が右房あるいは右室圧を凌駕することにより生じる．

▼右房虚脱は心房収縮後の弛緩期（心室収縮期）のタイミングに生じ，心尖部四腔像で観察しやすい．

▼右室の虚脱は右室圧が最も低くなる拡張早期のタイミングで生じる（右室拡張早期虚脱）（図9-4-5）．傍胸骨長軸像あるいは心窩部四腔像で観察できる．Mモード法で記録することによりタイミングを把握しやすい（図9-4-6）．

▼右室の拡張早期虚脱は血行動態が破綻する前から出現する指標であり，心タンポナーデの早期診断に有用である[5]．

▼肺高血圧を合併する例で右室圧，右房圧が上昇している場合には右室，右房の

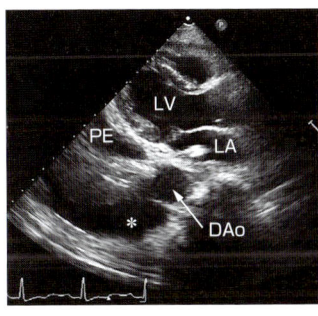

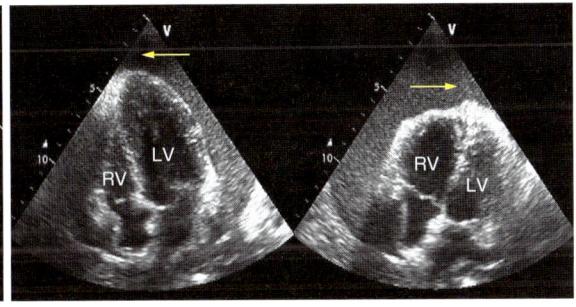

9 症状・病態から必要となる心エコー

図9-4-3 心膜液貯留(PE)と胸水(＊)の鑑別
胸水は傍胸骨左室長軸像において胸部下行大動脈(DAo)より後方に確認できる．

図9-4-4 大量の心膜液内を振り子様に動く心臓(矢印)

虚脱は生じにくいので注意が必要．
▼右室の拡張早期虚脱があれば，心膜穿刺やドレナージ，緊急手術を考慮する．

Point 心室相互依存と呼吸性変動

▼心膜に囲まれた一定の容積の中で，右心室の容積，圧，形の変化は心室中隔を介して反対の左心室の容積，圧，形に影響する(一方が大きくなれば，もう一方は小さくなる)．この現象を心室相互依存 ventricular interdependence と呼ぶ．
▼正常では吸気で右室への流入が増加し，左室への流入はわずかに減る(その結果，吸気に心拍出量は軽度減少し，血圧もわずかに低下する)．
▼心タンポナーデでは心膜腔内の圧が上昇し，心室が広がりにくくなり，心室中隔を介しての心室相互依存が大きくなる．吸気の右室への流入増加が心室中隔を左室側へシフトさせ，左室流入を制限する(吸気に血圧が10mmHg以上低下する奇脈を生じる)．逆に呼気では左室流入が増加して心室中隔を右室側へシフトさせ，右室流入を制限することになる．
▼左室流入血流のE波は吸気で小さくなり，呼気で大きくなる．心タンポナーデでは呼気のE波に対して吸気にE波が30％以上低下する[6]．
▼右室流入血流のE波は逆に吸気で大きくなり，呼気で小さくなる．心タンポナーデでは，呼気のE波に対して吸気のE波が60％以上増加する．

【文献】

1) Tsang TS, et al：Echocardiographically guided pericardiocentesis：evolution and state-

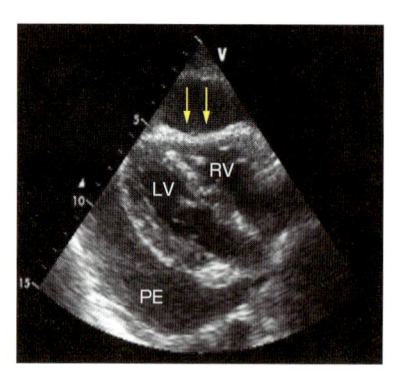

図9-4-5 右室の拡張早期虚脱
右室が拡張する時相で，右室が内腔側に押されている（矢印）．PE：心膜液貯留．

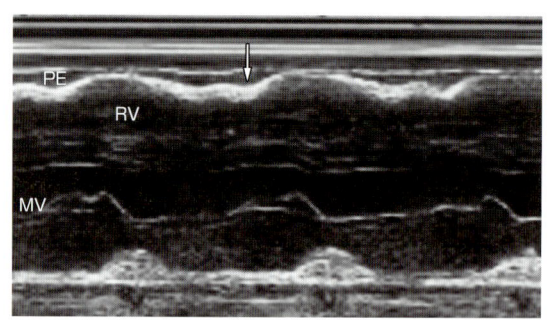

図9-4-6 心筋梗塞後のoozing ruptureによる心タンポナーデ
心膜液の貯留（PE）は少量だが，右室の拡張早期虚脱が認められる（矢印）．MV：僧帽弁．

of-the art technique. Mayo Clin Proc 73：647-652, 1998
2) Armstrong WF, et al：Diastolic collapse of the right ventricle with cardiac tamponade：an echocardiographic study. Circulation 65：1491-1496, 1982
3) Adler Y, et al：2015 ESC Guidelines for the diagnosis and management of pericardial diseases. Eur Heart J 36：2921-2964, 2015
4) Beppu S, et al：Pericardial clot after open heart surgery：its specific localization and haemodynamics. Eur Heart J 14：230-234, 1993
5) Leimgruber PP, et al：The hemodynamic derangement associated with right ventricular diastolic collapse in cardiac tamponade：an experimental echocardiographic study. Circulation 68：612-620, 1983
6) Burstow DJ, et al：Cardiac tamponade：characteristic Doppler observation. Mayo Clin Proc 64：312-324, 1989

5）収縮性心膜炎

　収縮性心膜炎constrictive pericarditis（CP）では頸静脈怒張，下腿浮腫，胸水貯留など，右心不全を主とした所見が認められる．CPの原因として頻度が最も多いのは特発性であるが，その多くは心膜炎後（ウイルス性，細菌性，結核性）である．最近では心臓術後，放射線治療後の頻度が増えており[1]，原因不明の右心不全，心臓術後，放射線治療後の心不全をみたときにはCPを疑う．左室収縮不全，弁膜症，肺高血圧症，右室収縮不全など，他の原因を鑑別するために心エコーで包括的な評価が必要．

心エコーの評価項目
- 心腔のサイズ（心室の狭小化・心房の拡大が特徴的），機能
- 下大静脈径（下大静脈拡大）
- 心室中隔の動き（septal bounce）
- 左室流入血流速波形
- 拡張早期僧帽弁輪速度e'

▼CPは疑わないと診断できない．両心房の拡大，両心室の狭小化，下大静脈の拡大があればCPを疑う．

▼CPでは，①硬化あるいは肥厚した心膜による心室の拡張制限，②胸腔内圧の呼吸性変動が心腔内に伝わらない，という2つの要因で，心室相互依存が呼吸性に強調される．吸気には胸腔内圧が低下し右室への流入が増加．心室中隔が左室側に変位し，左室が小さくなる．一方，呼気には胸腔内圧が増加し，左室への流入が増加．心室中隔が右室側に変位し，右室が小さくなる（図9-5-1）．その結果，心室中隔が吸気に左室側へ，呼気に右室側へ大きく変位する所見（septal bounce）が認められる．

▼左室・右室への流入障害（圧波形では拡張期dip & plateauの所見）を反映し，左室流入血流速波形の拘束型パターン（E/A＞1）が認められる．また，心室相互依存が呼吸性に強調されることにより，E波の呼吸性変動が大きくなる（左室流入血流速波形では吸気に対して呼気にE波≧25％増高）．

▼心室中隔の呼吸性運動異常（septal bounce）（図9-5-2），左室流入血流速波形のE波の呼吸性変動（呼気に増高），肝静脈血流速波形の呼気時拡張末期逆流波の増大がCPに特徴的所見とされる[2,3]．

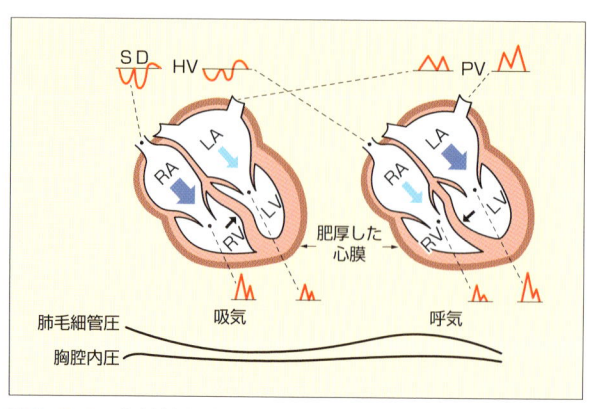

図9-5-1　収縮性心膜炎の心エコー所見（文献1より改変）

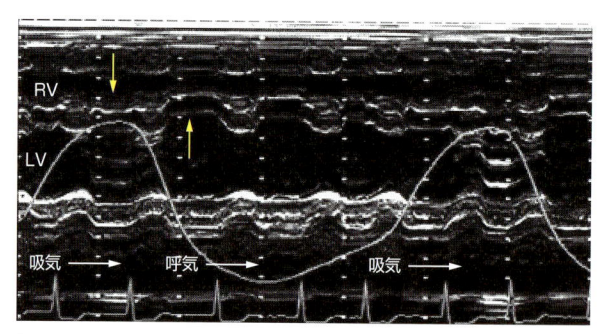

図9-5-2　心室中隔の呼吸性運動異常（septal bounce）
吸気に心室中隔は左室側に変位し（下向き矢印），呼気には右室側に変位する（上向き矢印）．

▼CPでは心室の横方向へ拡張は制限されるが，心尖部方向への拡張はむしろ増強し，組織ドプラ法による心室中隔部の拡張早期僧帽弁輪速度e'が増高する（e'＞8cm/sec）．拘束型心筋症との鑑別に有用[4]．
▼心エコーによるCPの診断は難しいが，病態からCPを疑うことが必要．血行動態と呼吸による影響を理解し，心エコーで包括的な評価を行う[5]（図9-5-3）．

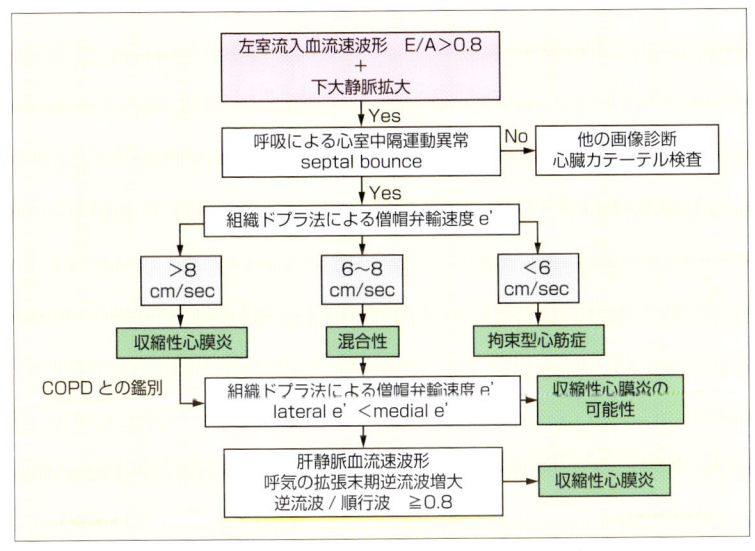

9 症状・病態から必要となる心エコー

図9-5-3 収縮性心膜炎の診断アプローチ（文献5より改変）

【文献】

1) Ling LH, et al：Constrictive pericarditis in the modern era：evolving clinical spectrum and impact on outcome after pericardiectomy. Circulation 100：1380-1386, 1999
2) Oh JK, et al：Diagnostic role of Doppler echocardiography in constrictive pericarditis. J Am Coll Cardiol 23：154-162, 1994
3) Welch TD, et al：Echocardiographic diagnosis of constrictive pericarditis. Mayo Clinic criteria. Cir Cardiovasc Imaging 7：526-534, 2014
4) Ha JW, et al：Annulus paradoxus：transmitral flow velocity to mitral annulus velocity ratio is inversely proportional to pulmonary capillary wedge pressure in patients with constrictive pericarditis. Circulation 104：976-978, 2001
5) Welch TD, et al：Constrictive pericarditis：old disease, new approaches. Curr Cardiol Rep 17：20, 2015

6) 肺高血圧

　肺高血圧症 pulmonary hypertension (PH) の定義は安静時の平均肺動脈圧≧25 mmHg である．PH の原因は，①肺動脈性肺高血圧（特発性，膠原病性，先天性心疾患など），②左心系疾患に伴う肺高血圧症，③肺疾患・低酸素血症に伴う肺高血圧症，④慢性血栓性・塞栓性疾患による肺高血圧症，⑤その他の肺高血圧症の5つのカテゴリーに分類されている[1]．心エコーでは PH の診断，原因となる左心不全（収縮不全，拡張不全），弁膜症，先天性心疾患，肺塞栓などの原因の特定を行う．

心エコーの評価項目
- 原因疾患の診断
- 肺動脈圧の推定
- 肺血管抵抗の上昇を診断
- 肺高血圧による心機能への影響評価
- 予後の推定

Point 三尖弁逆流速度による肺動脈圧の推定

▼三尖弁逆流 tricuspid regurgitation (TR) 速度 (V_{TR}) は収縮期右室—右房間の圧較差を反映し，$V_{TR}^2 \times 4$ に右房圧 right atrial pressure (RAP) を加算することで収縮期右室圧 right ventricular systolic pressure (RVSP) を推定することができる．右室流出路に狭窄がなければ，右心カテーテル検査を行うことなく収縮期肺動脈圧の推定が可能となる．

$$RVSP (mmHg) = 4V_{TR}^2 + RAP$$

▼TR を描出するためには，心尖部四腔断面から探触子を1肋間上に移動し，右室にフォーカスした斜めの四腔断面が適している．

▼右房圧は下大静脈径とその呼吸性変動率から推定する[2]（表9-1-2参照）．

▼ヨーロッパ心臓病学会のガイドラインでは右房圧推定の不正確性から右房圧を5 mmHg に固定して，TR 速度 V_{TR} からのみで PH の診断を推奨している[3]．$V_{TR} >$ 3.4 m/sec あれば RVSP > 50 mmHg と推定でき，PH ありと診断できる（表9-6-1）．

9 症状・病態から必要となる心エコー

表9-6-1　TR速度による肺高血圧の診断

V_{TR}	診断
≦2.8m/sec	PHの可能性は低い（RVSP≦36mmHg）
2.9〜3.4m/sec	PHの可能性（RVSP＝37〜50mmHg）
＞3.4m/sec	PHと診断できる（RVSP＞50mmHg）

TR速度が記録できなくても，右室拡大や心室中隔の圧排（左室のD-shape），肺血管抵抗上昇，IVC拡大の所見があればPHを疑う．

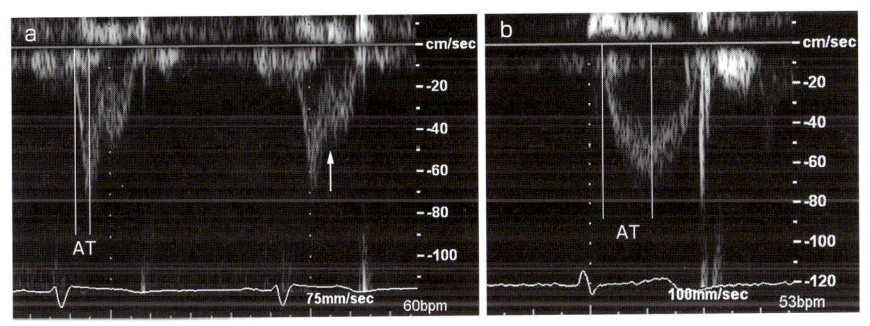

図9-6-1　肺高血圧例（a）と正常例（b）の右室流出路血流速波形
加速時間（AT）が短縮し，駆出中期にノッチが認められる（矢印）．

Point 肺血管抵抗の推定

▼肺動脈血管抵抗の上昇を反映して，右室流出路血流速波形で最高速度までの加速時間が短縮し（acceleration time：AT≦100 msec），駆出中期にノッチが認められる（図9-6-1）．

Point 肺高血圧症の右室形態・機能

▼右室拡大，右室肥大，右収縮機能低下は慢性肺高血圧症にみられる所見である．
▼右室圧上昇により，収縮期に心室中隔が左室側へ圧排され，左室がアルファベットのD型の形態（D-shape）となる（図9-6-2）．
▼肺高血圧症の予後を悪化させる原因は右心不全であり，右室機能の指標を評価する必要がある．
▼肺動脈性肺高血圧症では右室MPI（myocardial performance index）が≧0.83[4]，TAPSEは＜18mm[5]が予後不良の指標と報告されている．

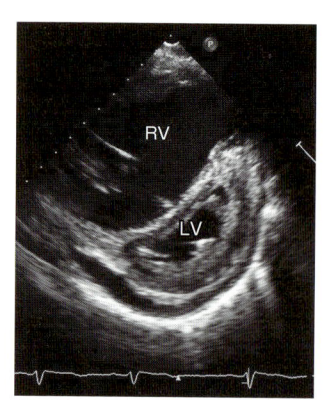

図9-6-2 肺高血圧例での左室形態
肺高血圧例では左室形態がD型になる.

【文献】

1) Simonneau G, et al：Updated clinical classification of pulmonary hypertension. J Am Coll Cardiol 62：D34-D41, 2013
2) Rudski LG, et al：Guidelines for the echocardiographic assessment of the right heart in adults：a report from the American Society of Echocardiography. J Am Soc Echocardiogr 23：685-713, 2010
3) Galie N, et al：2015 ESC/ERS guidelines for the diagnosis and treatment of pulmonary hypertension. Eur Heart J 37：67-119, 2016
4) Lee SL, et al：Estimation of right atrial pressure on inferior vena cava ultrasound in Asian patients. Circ J 78：962-966, 2014
5) Yeo TC, et al：Value of a Doppler-derived index combining systolic and diastolic time intervals in predicting outcome in primary pulmonary hypertension. Am J Cardiol 81：1157-1161, 1998
6) Forfia PR, et al：Tricuspid annular displacement predicts survival in pulmonary hypertension. Am J Resp Crit Care Med 174：1034-1041, 2006

9 症状・病態から必要となる心エコー

7）心雑音

　年齢とともに弁逆流が認められる頻度は高くなる[1]．しかし，心雑音を伴わない逆流は臨床的意義に乏しい．弁逆流の重症度と心雑音の強さは相関すると報告されている[2]．心エコー検査を始める前に，聴診であらかじめ疾患の予測をつける習慣が異常を発見することを容易にする（表9-7-1）．聴診を含む身体診察は患者─医師の関係を保つうえにも重要である．

心エコーの評価項目

- 心雑音の時相，強さにより疾患の予測ができる．心エコー検査を行う前に必ず聴診すること[3,4]．
- 弁の形態
- 狭窄，逆流の重症度評価
- 手術タイミングの評価に必要な左室径，左室収縮機能（EF），大動脈径（大動脈弁疾患），肺動脈圧の計測
- シャント疾患であればシャント部位，シャント量の評価

表9-7-1　雑音の種類と疾患

雑音の種類	考えられる原因
収縮期駆出性雑音	大動脈弁狭窄症 肺動脈弁狭窄症 閉塞性肥大型心筋症 心房中隔欠損症 無害性雑音（S字状中隔，貧血など）
全収縮期雑音	僧帽弁閉鎖不全症 三尖弁閉鎖不全症 心室中隔欠損症
拡張早期雑音	大動脈弁閉鎖不全症 肺動脈弁閉鎖不全症 肺高血圧時の相対的肺動脈弁逆流雑音 （Graham Steell雑音）
拡張中期雑音	僧帽弁狭窄症 三尖弁狭窄症 高度大動脈弁逆流の相対的僧帽弁狭窄雑音 （Austin Flint雑音）
連続性雑音	動脈管開存症 Valsalva洞動脈瘤破裂 冠動脈瘻

- ▼心エコーでは，断層法だけでなく，カラードプラ法，連続波ドプラ法を用いて4つの弁と心室・心房中隔を観察する．狭窄や逆流の重症度だけでなく，その原因を診断することが重要．
- ▼連続性雑音の原因となる動脈管開存，冠動脈瘻の診断にはカラードプラ法で肺動脈内を観察する必要がある．
- ▼左室流出路血流速度の正常値は0.7〜1.1m/sec，右室流出路血流速度の正常値は0.6〜0.9m/secである．
- ▼高齢者では心室中隔の基部が左室流出路内に突出するS字状中隔が収縮期駆出性雑音の原因となり得る．左室流出路血流速度が1.5m/sec以上になると収縮期駆出性雑音として聴取できる．降圧薬や利尿薬により左室流出路狭窄が誘発されることもある．

【文献】

1) Akasaka T, et al：Age-related valvular regurgitation：a study by pulsed Doppler echocardiography. Circulation 76：262-265, 1987
2) Desjardins VA, et al：Intensity of murmurs correlates with severity of valvular regurgitation. Am J Med 100：149-156, 1996
3) 吉川純一編：循環器フィジカル・イグザミネーションの実際，文光堂，東京，2005
4) 坂本二哉：心臓聴診エッセンシャルズ，心エコーハンドブック，金芳堂，京都，2012

9 症状・病態から必要となる心エコー

8) 弁膜症

a. 大動脈弁狭窄症

　弁膜症の中でも大動脈弁狭窄症 aortic stenosis (AS) は最も多い疾患であり，超高齢化が進むわが国では，加齢変性のASが増えてくると考えられる（図9-8-1）．高齢者の心不全ではASが原因の可能性を常に考えておく．石灰化が強くなると弁尖の数は不明となるが，若年者のASは二尖弁を疑う．二尖弁ASでは上行大動脈瘤（図9-8-2）や大動脈縮窄症などの先天性疾患を合併する可能性があるので胸部大動脈の評価を行う[1]．

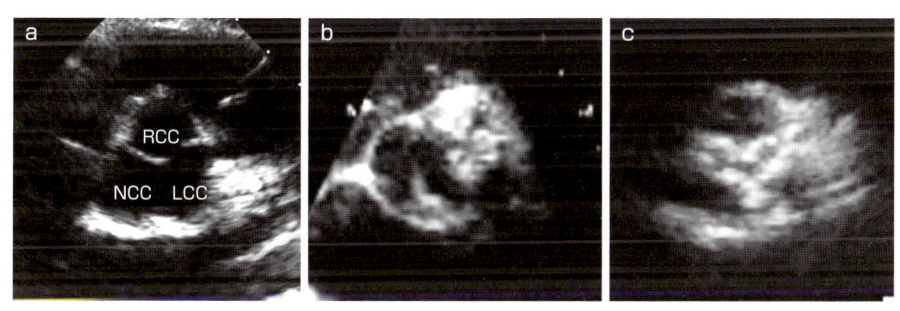

図9-8-1　正常の大動脈弁（a），二尖弁の大動脈弁狭窄例（b），高齢者の石灰化大動脈弁狭窄例（c）．
RCC：右冠尖．NCC：無冠尖．LCC：左冠尖．

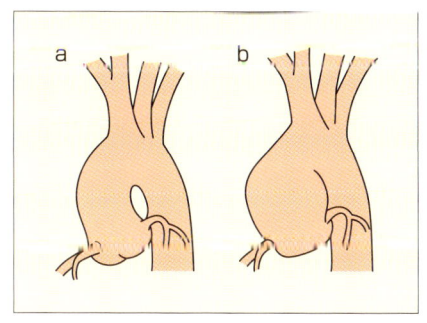

図9-8-2　正常の大動脈（a）と二尖弁ASに特徴的な上行大動脈瘤（b）（文献1より）

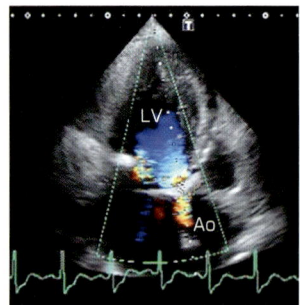

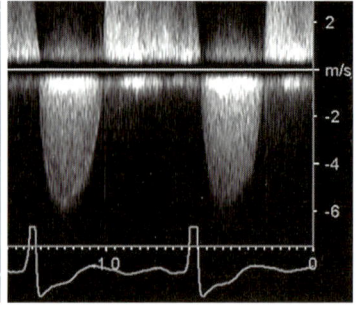

図9-8-3 心尖部長軸像から連続波ドプラ法による最高血流速度（Vmax）計測

> **心エコーの評価項目**
> ・原因の診断（二尖弁，加齢変性など）
> ・左室径，収縮機能（LVEF），拡張機能
> ・左室肥大
> ・大動脈弁輪径，大動脈径
> ・狭窄の重症度評価
> ・他の弁膜症

ASの重症度評価（表9-8-1）

▼ ASの重症度は，大動脈弁口面積aortic valve area（AVA），大動脈弁最高血流速度（Vmax），平均圧較差（mean PG）の3つの指標で評価する．
▼ ASの診断には何よりも正確なVmaxの計測が重要．収縮期駆出性雑音を聴取したら，連続波ドプラ法で大動脈弁血流速度を記録してみること．
▼ Vmaxの評価は心尖部アプローチだけでなく，患者を右側臥位にして傍胸骨右縁からのアプローチも重要（50％の症例は傍胸骨右縁から最高速度が記録できる）．
▼ AVA≦1.0cm^2，Vmax≧4.0m/secで高度ASと診断する（図9-8-3）．
▼ AVAは，①断層心エコー法によるトレース法と，②連続式から求める方法がある．
▼ 高度ASであってもLVEF低下により血流速度が4.0m/secを超えないAS（low-flow/low-gradient with reduced LVEF），LVEFが50％以上であっても一回心拍出量が少ないために（SVI＜35mL/m^2）血流速度が4.0m/secを超えないAS（paradoxical AS）がある[2]．
▼ 症状（胸痛，失神，心不全）の有無が手術タイミング決定に重要[3]．

9 症状・病態から必要となる心エコー

表9-8-1 ASの重症度（文献2, 3より作成）

重症度	指標	LVEF
軽度	・Vmax 2.0〜2.9m/sec ・mean PG＜20mmHg	
中等度	・Vmax 3.0〜3.9m/sec ・mean PG 20〜39mmHg	
高度	・Vmax≧4.0m/sec, mean PG≧40mmHg ・AVA≦1.0cm^2（AVAI≦0.6cm^2/m^2） AHA/ACCガイドラインでのvery severe AS ・Vmax≧5m/sec or mean PG≧60mmHg	≧50% ＜50%（with LV dysfunction）
low-flow/low-gradient with reduced LVEF	・AVA≦1.0cm^2（AVAI≦0.6cm^2/m^2） ・Vmax＜4.0m/sec or mean PG＜40mmHg	＜50%
low-gradient with normal LVEF（paradoxical）	・AVA≦1.0cm^2（AVAI≦0.6cm^2/m^2） Vmax＜4.0m/sec or mean PG＜40mmHg ・SVI＜35mL/m^2	≧50%

b. 大動脈弁閉鎖不全症

　大動脈弁閉鎖不全症 aortic regurgitation（AR）は種々の原因により大動脈弁の逆流を生じ，拡張期の左室容量負荷を生じる．ARは弁自体に原因がある場合（図9-8-4）と，大動脈基部の異常による場合（図9-8-5）がある．ARをみたら重症度評価だけでなく，その原因も考える（表9-8-2）．

心エコーの評価項目

- 原因の診断（弁の異常，大動脈の異常など）
- 左室径，収縮機能（LVEF），拡張機能
- 大動脈弁輪径，大動脈径
- 逆流の重症度評価（定性/定量）
- 他の弁膜症

表9-8-2 ARの原因

ARの原因	疾患
大動脈弁輪，大動脈基部拡大	大動脈解離，大動脈弁輪拡張症 anuloaortic ectasia（AAE），Marfan症候群，大動脈炎，二尖弁，高血圧
大動脈弁の異常	弁逸脱，二尖弁，四尖弁，加齢変性，石灰化，感染性心内膜炎，弁穿孔，リウマチ性
弁交連部の支持が失われる	大動脈解離，心室中隔欠損

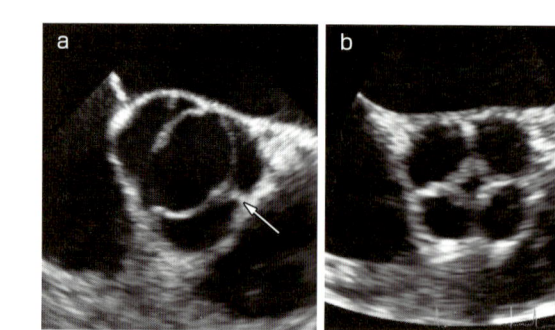

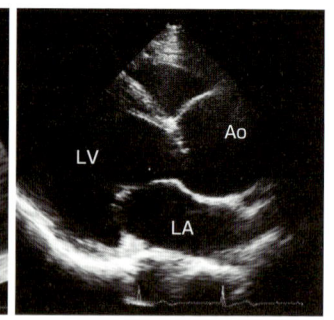

図9-8-4 大動脈弁の異常（経食道心エコー）
二尖弁（a）と四尖弁（b）．二尖弁にはrapheと呼ばれる縫線（矢印）が認められる．

図9-8-5 大動脈基部拡大を認めるanuloaortic ectasiaの例

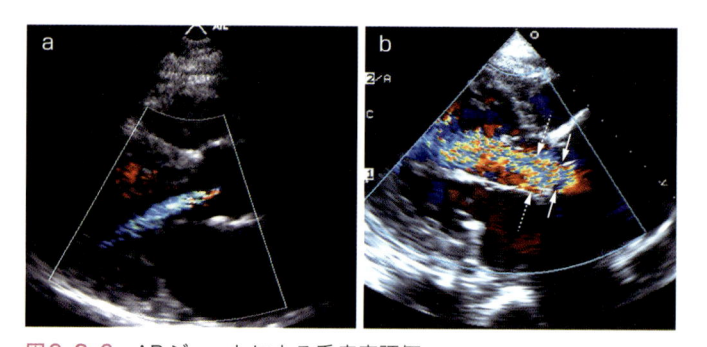

図9-8-6 ARジェットによる重症度評価
a：軽症例．b：重症例．ARジェットのvena contracta幅（実線矢印）と左室流出路におけるARジェット幅（破線矢印）．

ARの重症度評価（表9-8-3）

▼ARの定性評価として，ARジェットのvena contracta幅（ARジェットが吹き出し口で収束した幅）（図9-8-6），左室流出路におけるARジェット幅との比，腹部大動脈の汎拡張期逆流波がある．

▼ARの定量評価には，逆流量regurgitant volume（RV），逆流率regurgitant fraction（RF），有効逆流口面積（ERO）がある．定性評価で中等度以上であれば定量評価も行う．

▼高度ARに伴う心不全症状が出現，あるいは無症状であってもLVDsの拡大（>50mm，体表面積で補正して>25mm/m^2），LVEF<50%で手術が勧められる[2]．

9 症状・病態から必要となる心エコー

表9-8-3 ARの重症度（文献4より）

重症度	指標
軽度	・逆流ジェット幅：左室流出路幅の25％未満 ・vena contracta幅＜0.3cm ・RV＜30mL ・RF＜30％ ・ERO＜0.10cm²
中等度	・逆流ジェット幅：左室流出路幅の25〜64％ ・vena contracta幅0.3〜0.6cm ・RV 30〜59mL ・RF 30〜49％ ・ERO 0.10〜0.29cm²
高度	・逆流ジェット幅：左室流出路幅の65％以上 ・vena contracta幅＞0.6cm ・腹部大動脈の汎拡張期逆流波 ・RV≧60mL ・RF≧50％ ・ERO≧0.3cm²

c. 僧帽弁狭窄症

わが国をはじめ先進国ではリウマチ性僧帽弁狭窄症mitral stenosis（MS）の頻度は減ってきているが、高齢者や透析患者などで僧帽弁および弁輪石灰化に伴うMSがみられる。左房内血栓の診断には経食道心エコー検査が必要。

心エコーの評価項目

・原因の診断（多くはリウマチ性）
・左室径、収縮機能（LVEF）
・左房径、左房内血栓
・狭窄の重症度評価
・肺動脈圧
・他の弁膜症

▶Point MSの重症度評価（表9-8-4）

▼MSの重症度は僧帽弁口面積mitral valve area（MVA）、拡張期左房—左室平均圧較差（mean PG）の2つの指標で評価する。
▼弁口面積測法には、①短軸像で弁口をトレースするトレース法（図9-8-7）と、②pressure half-time法がある（図9-8-8）。

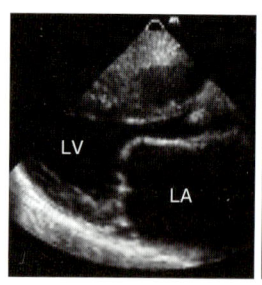

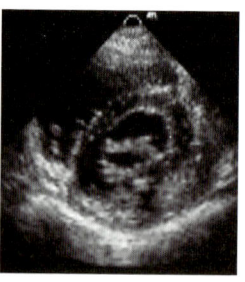

図9-8-7　トレース法による弁口面積計測
短軸像で弁尖部（弁口面積が最少になる）断面を描出する．

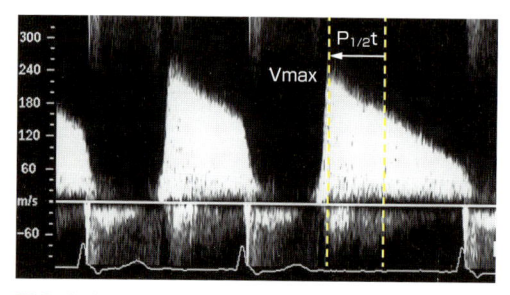

図9-8-8　pressure half-time法による弁口面積計測

表9-8-4　MSの重症度（文献2, 3より作成）

重症度	指標	肺動脈圧
軽度	・MVA＞1.5cm² ・mean PG＜5mmHg	
中等度	・MVA 1.0〜1.5cm² ・mean PG 5〜10mmHg	30〜50mmHg
高度	・MVA＜1.0cm² ・mean PG＞10mmHg	＞50mmHg

表9-8-5　Wilkinsエコースコア

スコア	弁の可動性	弁下組織変化	弁の肥厚	石灰化
1	わずかな制限	わずかな肥厚	ほぼ正常（4〜5mm）	わずかに輝度亢進
2	弁尖の可動性不良，弁中部，基部は正常	腱索の近位2/3まで肥厚	弁中央は正常，弁辺縁は肥厚（5〜8mm）	弁辺縁の輝度亢進
3	弁基部のみ可動性あり	腱索の遠位1/3以上まで肥厚	弁膜全体に肥厚（5〜8mm）	弁中央部まで輝度亢進
4	ほとんど可動性なし	全腱索に肥厚，短縮，乳頭筋まで及ぶ	弁全体に強い肥厚，短縮，乳頭筋まで及ぶ	弁膜の大部分で輝度亢進

9 症状・病態から必要となる心エコー

Type I	Type II	Type IIIa	Type IIIb
弁輪拡大 弁穿孔	逸脱 腱索断裂 乳頭筋断裂	弁肥厚 交連癒着	虚血性 tethering

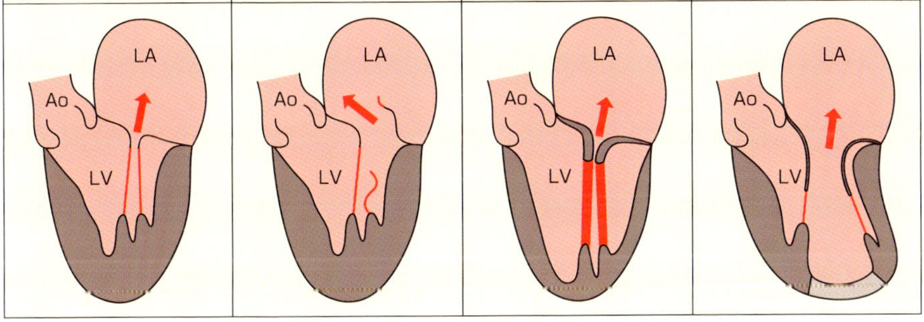

図9-8-9　MRの原因分類（文献6より）

▼pressure half-time法は連続波ドプラ法により記録した拡張期僧帽弁流入血流速波形の傾きが拡張期左房-左室圧較差を反映することを応用し，MVAが$1.0 cm^2$のときpressure half-time（$P_{1/2}t$）が220 msecとなることから，
$$MVA (cm^2) = 220 \div P_{1/2}t$$
から求まる．$P_{1/2}t$は拡張早期ピークの圧較差が半分に減るまでの時間である．
▼Wilkinsエコースコア（表9-8-5）で僧帽弁の形態を評価し，バルーンカテーテルによる経皮経静脈的僧帽弁交連切開術 percutaneous transluminal (transvenous) mitral commissurotomy (PTMC)の適応について検討する（合計8点以下であればPTMCのよい適応）[5]．

d. 僧帽弁閉鎖不全症

収縮期の僧帽弁閉鎖には，僧帽弁複合体と呼ばれる弁輪，弁尖，腱索，乳頭筋，左房，左室機能など種々の因子が影響を与えている．したがって何らかの理由によりこれらのいずれかが異常をきたすと僧帽弁閉鎖不全症 mitral regurgitation (MR)を生じる．原因として弁尖・腱索の病変（逸脱，腱索断裂など）によるものと，左室拡大からの乳頭筋の外方移動や弁輪拡大による機能性あるいは虚血性MRがある．

心エコーの評価項目

- 原因の診断（僧帽弁逸脱，虚血性など）（図9-8-9）
- 左室径，収縮機能（LVEF），拡張機能

表9-8-6 MRの重症度（文献4より）

重症度	指標
軽度	・カラージェット面積：左房面積の20％未満 ・vena contracta幅＜0.3cm ・RV＜60mL ・RF＜50％ ・ERO＜0.40cm^2
中等度	・カラージェット面積：左房面積の20〜40％ ・vena contracta幅0.3〜0.69cm ・RV 30〜59mL ・RF 30〜49％ ・ERO 0.2〜0.39cm^2
高度	・カラージェット面積：左房面積の40％以上 ・vena contracta幅≧0.7cm ・RV≧60mL ・RF≧50％ ・ERO≧0.40cm^2

・左房径
・逆流の重症度評価（定性/定量）
・肺動脈圧
・他の弁膜症

ᴾᵒⁱⁿᵗ MRの重症度評価（表9-8-6）

▼MRの定性評価には，MRカラージェット面積と左房面積の比，MRジェットのvena contracta（MRジェットが吹き出し口で収束した幅）がある．
▼MRの定量評価には逆流量（RV），逆流率（RF），有効逆流口面積（ERO）がある．中等度以上のMRを認めたら定量評価も行う．
▼僧帽弁逸脱症の定義は，収縮期に弁尖が弁輪のラインを左房側に越えること．
▼逸脱部の部位同定にはカラードプラ法による逆流ジェットの方向が役に立つ．逆流ジェットは逸脱した弁の逆方向に向かい，逆流弁口の左室側に吸い込み血流acceleration flowが認められることから逸脱部位の同定ができる（図9-8-10）．
▼僧帽弁短軸像で前尖（A1〜A3），3つのscallopからなる後尖（P1〜P3）や交連部（AC，PC）も含めた僧帽弁全体の評価が重要（図9-8-11）．
▼高度MRに伴う心不全症状の出現，あるいは無症状であってもLVEF＜60％，LVDs≧40mm，新たな心房細動の出現，肺高血圧（＞50mmHg）で手術が勧められる[4]．

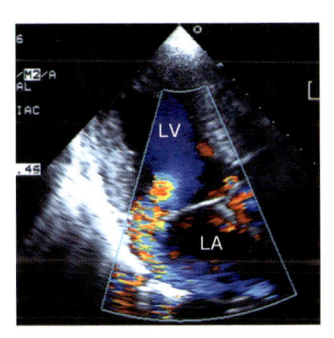

9 症状・病態から必要となる心エコー

図9-8-10 僧帽弁逸脱と逆流ジェットの向き
前尖逸脱例（左）では逆流ジェットは左房後壁側へ向かう．

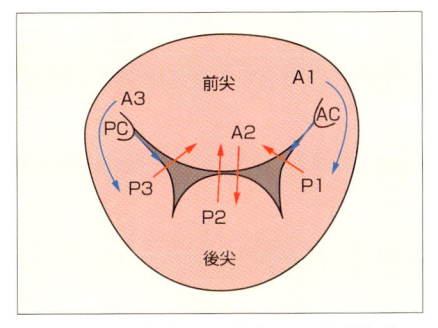

図9-8-11 僧帽弁短軸像での逸脱部位の観察
後尖は3枚のscallop（前交連側：P1，中央middle：P2，後交連側：P3）からなり，それぞれに対応する前尖の部位をA1〜A3と呼ぶ．前交連AC，後交連PCのscallopに付く腱索の断裂による逸脱もある．交連部からの逆流ジェットは斜めに吹く．

Point 虚血性MR・二次性MR

▼ 正常では僧帽弁が腱索に引っ張られる力tethering forceと左室内圧によって僧帽弁葉が左房側に押される力closing forceがつりあった状態で弁が閉鎖する．
▼ 心筋梗塞や左室拡大で乳頭筋が外側方向に変位すると，僧帽弁弁葉が異常に引っ張られて（テザリングtethering）閉鎖が阻害され，逆流が出現するようになる（図9-8-12）[7]．
▼ 虚血性MRなどの二次性MRは，ERO≧0.2cm^{2}で有意な逆流と判断する．
▼ 僧帽弁手術が適応となる際に，弁輪から僧帽弁接合部までの高さtenting heightが＞10mmでは，人工弁置換を考慮する必要がある（図9-8-13）．

e. 三尖弁閉鎖不全症

三尖弁閉鎖不全症tricuspid regurgitation（TR）の多くは右心負荷に伴う三尖弁輪拡大による二次性TRである．一次性にはリウマチ性，Ebstein奇形，カルチノイド，感染性心内膜炎，外傷などがある．臨床的には中等度〜高度TRを検出することに意義がある．軽度のTRは健常者でも高率に認められる．

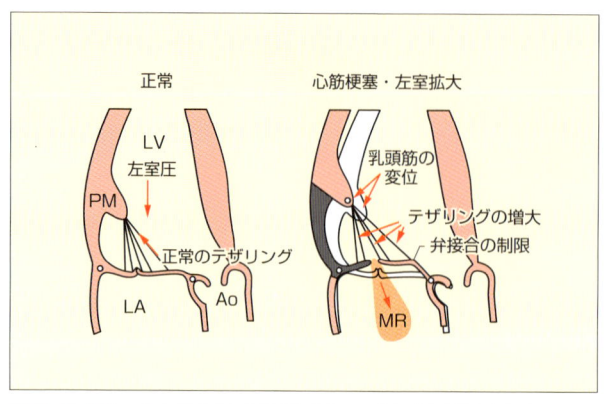

図9-8-12　虚血性MRの発症メカニズム（文献7より）
PM：乳頭筋．

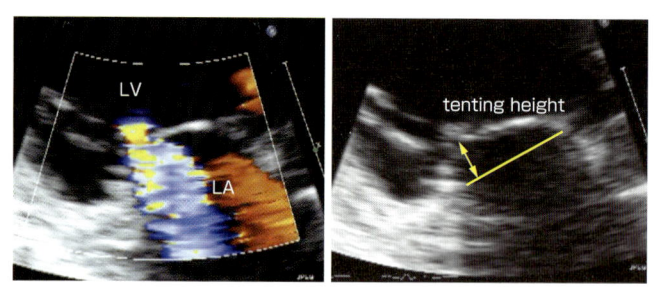

図9-8-13　虚血性MR
テザリングにより弁接合が心尖部側に変位し，弁輪から距離ができる（tenting height：矢印）．

TRの重症度評価（表9-8-7）

▼ TRの定性評価にはTRカラージェット面積，TRジェットのvena contracta（TRジェットが吹き出し口で収束した幅），肝静脈の収縮期逆流波がある．
▼ TRの手術適応は一般的に逆流が高度のときである（図9-8-14）．
▼ TRが中等度であっても心房細動や肺高血圧を合併し，弁輪拡大を認める症例は手術適応と考えられる．
▼ 三尖弁輪の正常径は前後径で32.9±3.5 mmであり，手術適応となる弁輪拡大は心尖部四腔像で≧40 mm（≧21 mm/m^2）である[3]．

9 症状・病態から必要となる心エコー

表9-8-7 TRの重症度（文献4より）

重症度	指標
軽度	・カラージェット面積＜5.0cm^2
中等度	・カラージェット面積5〜10cm^2 ・vena contracta幅＜0.70cm
高度	・カラージェット面積＞10.0cm^2 ・vena contracta幅＞0.7cm ・肝静脈血流速波形：収縮期逆流波

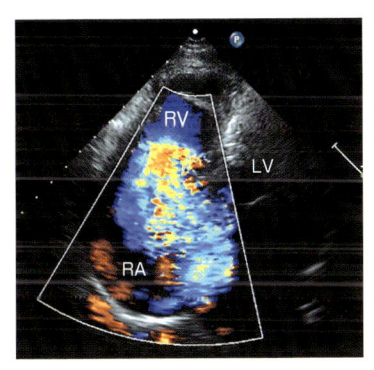

図9-8-14 高度TRの症例
収縮期に弁が接合せず，逆流ジェットの吹き出しは幅広い層流となっている．

【文献】

1) Fedak PWM, et al：Clinical and pathophysiological implications of a bicuspid aortic valve. Circulation 106：900-904, 2002
2) Nishimura RA, et al：2014 AHA/ACC guideline for the management of patients with valvular heart disease：a report of the American College of Cardiology/American Heart Association task force on practice guidelines. Circulation 129：e521-e643, 2014
3) 循環器ガイドシリーズ．弁膜疾患の非薬物治療に関するガイドライン（2012年改訂版）．http://www.j-circ.or.jp/guideline/pdf/JCS2012_ookita_h.pdf（2015年10月閲覧）
4) Zoghbi WA, et al：Recommendations for evaluation of the severity of native valvular regurgitation with two-dimensional and Doppler echocardiography. J Am Soc Echocardiogr 16：777-802, 2003
5) Wilkins GT, et al：Percutaneous balloon dilatation of the mitral valve：an analysis of echocardiographic variables related to outcome and the mechanism of dilatation. Br Heart J 60：299-308, 1988
6) Carpentier A：Cardiac valve surgery—the "French correction". J Thorac Cardiovasc Surg 86：323-337, 1983
7) Otsuji Y, et al：Insights from three-dimensional echocardiography into the mechanism of functional mitral regurgitation. Circulation 96：1999-2008, 1997

9) 人工弁の評価

　人工弁の機能評価を行う際に重要なことは，検査前に人工弁の種類(機械弁か生体弁か)，人工弁のサイズなど手術時の情報を得ておくことである(図9-9-1)．同じ人工弁でもサイズによって正常の血流速度は異なる．また機械弁と生体弁では狭窄，逆流の原因が異なる．

心エコーの評価項目

- 聴診で心音・心雑音を確認
- 人工弁機能(開放，閉鎖，人工弁を通過する血流速度，弁周囲での異常シグナルの有無)
- 左室機能(拡張末期径・容積，収縮末期径・容積，LVEF，左室心筋重量)
- 肺動脈圧の推定
- 術後(退院時)の心エコー検査と比較する

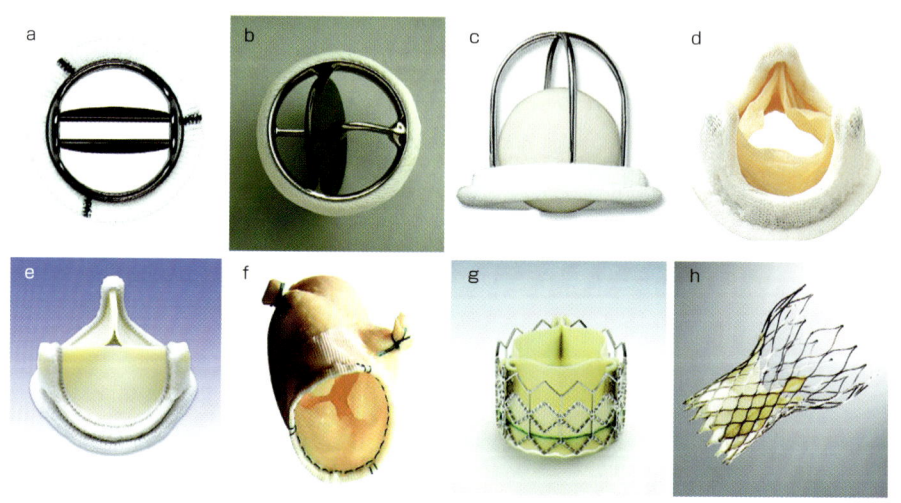

図9-9-1　人工弁の種類(文献1より)
a～c：機械弁．d～f：生体弁．g, h：経カテーテル大動脈弁留置術(TAVI)の弁．

9 症状・病態から必要となる心エコー

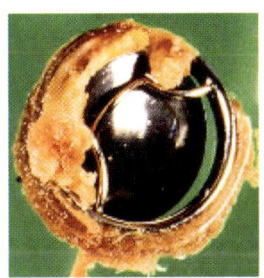

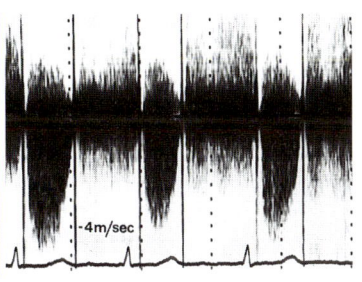

図9-9-2　パンヌスによる機械弁狭窄例
大動脈弁位に移植された機械弁の狭窄が認められた．

Point 人工弁機能不全の診断

▼人工弁機能不全は大きく分けて「狭窄」か「逆流」である．人工弁自体の観察はアーチファクトで難しいことが多いが，狭窄，逆流いずれの病態でも人工弁を通過する血流速度は速くなる．

▼連続波ドプラ法で人工弁通過血流速度を記録し，最高血流速度が僧帽弁位人工弁で≥ 2.0m/sec，大動脈弁位人工弁で≥ 3.0m/secのとき，人工弁機能不全を疑って検査を進める[2]．

a. 人工弁狭窄

▼生体弁の狭窄する原因は弁葉石灰化などによる弁の変性，肥厚である．術後10年以上経過すると弁の構造劣化を生じやすくなる．

▼機械弁の狭窄する原因は血栓，あるいは弁周囲線維組織の増生(パンヌスpannus)である(図9-9-2)．

▼連続波ドプラ法による人工弁通過血流速度，圧較差が増加する．

▼僧帽弁あるいは三尖弁ではpressure half-timeを計測する．狭窄があればpressure half-timeが延長する．

◉ 有効弁口面積

・人工弁の有効弁口面積 effective orifice area (EOA) は連続の式から，
$$EOA = (CSA_{LVOT} \times VTI_{LVOT}) \div VTI_{PV}$$
　　CSA_{LVOT}：左室流出路の断面積，VTI_{LVOT}：左室流出路の血流速度時間積分値，VTI_{PV}：人工弁通過血流速度の速度時間積分値．
で計測できる．

101

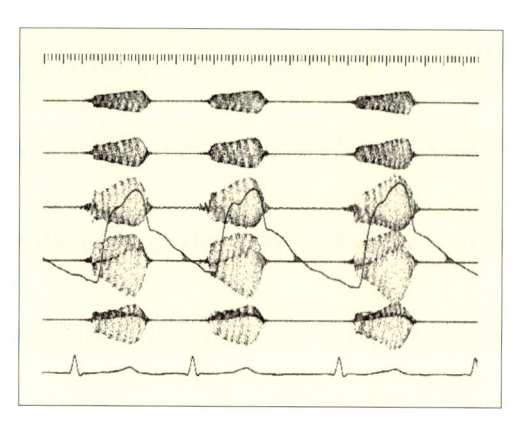

図9-9-3　生体弁の亀裂cuspal tearにより聴取された楽音様雑音

◉ prosthesis-patient mismatch (PPM)
・PPMは人工弁自体の異常ではなく，患者の体格に対して人工弁のサイズが小さすぎるときに生じ，結果として大きな圧較差が残る．
・体表面積で補正して，大動脈弁でindexed EOA≦0.65cm^2/m^{2}のとき，僧帽弁あるいは三尖弁で≦0.9cm^2/m^{2}のときに重症のPPMと診断する．

◉ Doppler velocity index (DVI)
・人工弁狭窄の評価法で左室流出路径を計測しない方法としてDVIがある．
　　　$DVI_{AVR} = VTI_{LVOT} \div VTI_{AVR}$
　　　DVI_{AVR}：大動脈弁位人工弁のDVI．
　　　VTI_{LVOT}：左室流出路の血流速度時間積分値．
　　　VTI_{AVR}：大動脈弁位人工弁の通過血流速度の速度時間積分値．
　で求まる．大動脈弁ではDVI＜0.3で狭窄を疑う．

b. 人工弁逆流

▼人工弁内からの逆流か，弁周囲からの逆流かを評価する．
▼人工弁逆流の評価も自己弁と同じようにカラードプラ法での重症度評価が使える．
▼生体弁において，楽音様の逆流性雑音が聴取される際には高い確率で弁葉の亀裂cuspal tearを生じている（図9-9-3）．
▼機械弁ではヒンジ（蝶番）部分で血栓を作らないように生理的に逆流が認められる（図9-9-4）．生理的な逆流はジェットの幅が狭く，到達距離も短い．

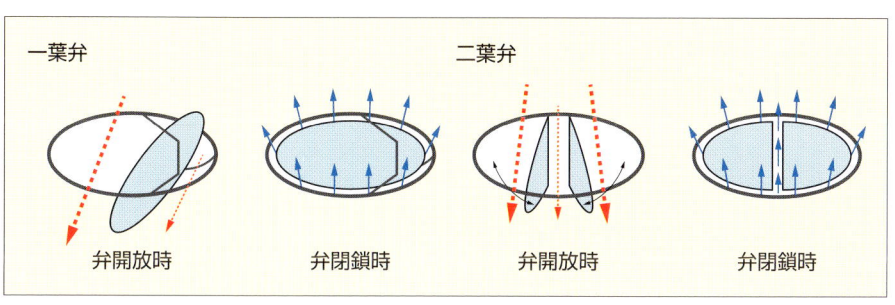

9 症状・病態から必要となる心エコー

図9-9-4 機械弁の種類と経弁逆流（文献3より）
人工弁開放時の通過血流（赤矢印），生理的な経弁逆流（青矢印）

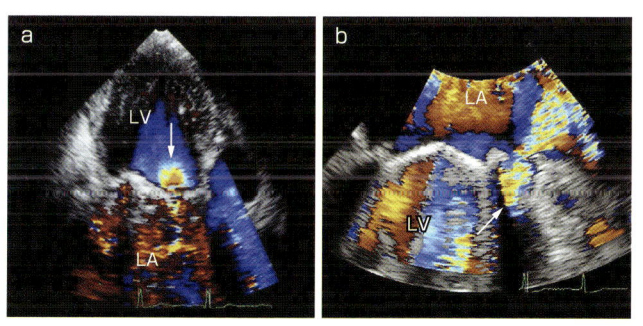

図9-9-5 弁周囲逆流
経胸壁心エコー（a）では上流側に吸い込み血流（矢印）が観察でき，経食道心エコー（b）で弁周囲逆流が確認できた．

▼ 経胸壁からの観察では僧帽弁位（あるいは三尖弁位）人工弁逆流シグナルがアーチファクトのために十分に観察できないこともある．上流側に吸い込み血流が観察できれば，逆流の位置，程度を診断することができる（図9-9-5）．
▼ 弁周囲逆流（sewing ringと弁輪の間からの逆流）は異常所見である．逆流が軽度であっても溶血の原因となるので注意が必要[4]．

c. 人工弁感染

▼ 心エコーによる人工弁感染の診断は難しいが，可動性のある疣腫vegetation，弁の穿孔（生体弁），弁輪部膿瘍，弁周囲逆流，人工弁の離開（sewing ringが一部弁輪からはずれる），瘻孔，弁輪部の仮性瘤などの所見がある．
▼ 経胸壁心エコーで診断できない場合は経食道心エコーを行う．

【文献】

1) Pibarot P, et al：Prosthetic heart valves. Selection of the optimal prosthesis and long-term management. Circulation 119：1034-1048, 2009
2) Zoghbi WA, et al：Recommendations for evaluation of prosthetic valves with echocardiography and Doppler ultrasound. J Am Soc Echocardiogr 22：975-1014, 2009
3) 大門雅夫ほか：人工弁のエコーレポート―人工弁の異常所見を意識する．心エコー 14：576-585, 2013
4) Garcia MJ, et al：Mechanism of hemolysis with mitral prosthetic regurgitation. Study using transesophageal echocardiography and fluid dynamic simulation. J Am Coll Cardiol 27：399-406, 1996

【参考文献】

5) Tanabe K：Echocardiographic assessment of prosthetic valves. J Echocardiogr 13：126-133, 2015

NOTE　運動負荷心エコー

・運動負荷心エコーによって安静時にはわからなかった負荷に対する心臓の変化，動きをダイナミックに捉えることができる．
・無症状の高度弁膜症や労作時呼吸困難の原因が安静時の検査ではっきりしないとき，運動負荷心エコーは症状の確認，運動負荷による血行動態の反応，予後の評価に有用である．
・弁膜症では，エルゴメーター(図)，トレッドミルなどの症候限界性運動負荷時に心エコーを行い，自覚症状の出現，弁膜症の悪化，肺高血圧(右室圧>50～60mmHg)の出現などが陽性所見である．
・運動負荷によって正常左室では壁運動が亢進するが，心筋虚血に陥ると壁運動は安静時と変わらないか低下し，壁厚増加率も低下する．
・検査中は血圧，心電図をモニターし，呼吸困難や胸痛出現，ST低下≧2mm，目標心拍数(220－年齢の85%)，不整脈，血圧低下，著しい高血圧(220/100mmHg)が中止基準である．

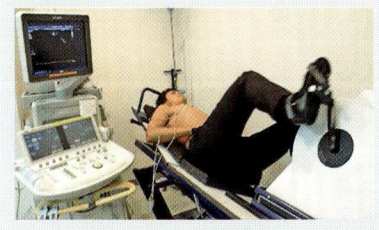

図　エルゴメーター負荷心エコー

9 症状・病態から必要となる心エコー

10）感染性心内膜炎

　感染性心内膜炎 infective endocarditis (IE) は，弁膜や心内膜，大血管内膜に疣腫 vegetation を形成し，菌血症，血管塞栓，心障害など多彩な臨床症状を呈する全身性敗血症性疾患である．弁膜疾患，先天性心疾患，人工弁置換術後，ペースメーカや植え込み型除細動器植え込み後など，心腔内に異物のある場合の48時間以上続く発熱では疑う必要がある．

Point　IEの診断

診断には改訂Duke診断基準を用いる[1]．
2つの大基準は，
1) 少なくとも2セットの血液培養陽性
2) 心内膜病変の確認
　　A．IEの心エコー所見
　　（ⅰ）弁あるいはその支持組織の上，または逆流ジェット通路，または人工物の上にみられる解剖学的に説明のできない振動性の心臓内腫瘤
　　（ⅱ）膿瘍
　　（ⅲ）人工弁の新たな部分的裂開
　　B．新規の弁閉鎖不全

心エコーの評価項目

- 感染の及んだ弁の評価
- 弁の異常に伴う心機能の評価（心不全，手術の必要性について）
- 経胸壁心エコーのみでの疣腫の診断は不十分であり，診断できない場合や心腔内に異物のある場合は経食道心エコーを行う
- 治療の経過や治療後の評価
- ＊経胸壁心エコー正常＝"IEの否定"ではない．「心エコーでIEは否定」とレポートしてはいけない[2]．

Point　IEの心エコー所見（表10-1）

▼IEが疑われるときの心エコー検査は細心の注意が必要　4つの弁や人工物を画像

105

表10-1 IEの心エコー所見

IEの所見	心エコー所見
疣腫 vegetation	・弁，心内膜，人工弁やペーシング・リードに付着する腫瘤（図9-10-1）．振動するものや振動しないものがある． ・10 mm以上のサイズは塞栓のリスクが高い． ・逆流のある弁の上流側，逆流やシャント血流の通過する心内膜面，人工物に付着する． ・治癒した疣腫の心エコー輝度は上昇する．
膿瘍 abscess	・弁周囲や心筋内の厚みのある構造． ・エコー輝度は一様でなく，腔として輝度の低い場合もある． ・intervalvular fibrosaと呼ばれる大動脈後壁と僧帽弁前尖移行部に注意（図9-10-2）
仮性瘤 pseudoaneurysm	・弁周囲のエコー・フリースペースで心腔と交通がある．
穿孔 perforation	・弁葉や組織の連続性が断たれ，カラードプラ法による血流の出入りが確認される（図9-10-3）
瘻 fistula	・穿孔により近接した心腔，血管との交通する状態．
弁瘤 valve aneurysm	・弁組織が囊状に突出した状態．弁瘤から穿孔することもある．
人工弁離開 dehiscence of a prosthetic valve	・縫合部sewing ringが一部弁輪からはずれる．人工弁周囲逆流を伴う．

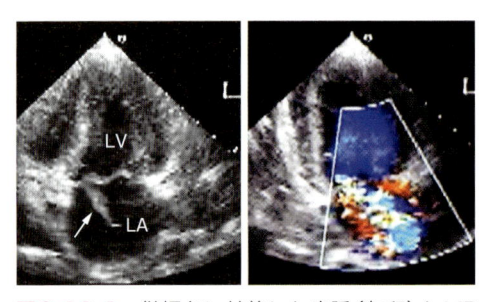

図9-10-1 僧帽弁に付着した疣腫（矢印）とMR

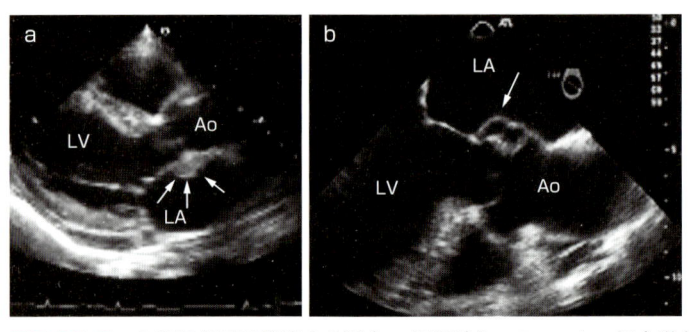

図9-10-2 大動脈弁周囲膿瘍の2例（a：経胸壁心エコー，b：経食道心エコー）
intervalvular fibrosaと呼ばれる大動脈後壁と僧帽弁前尖移行部に注意（矢印）．

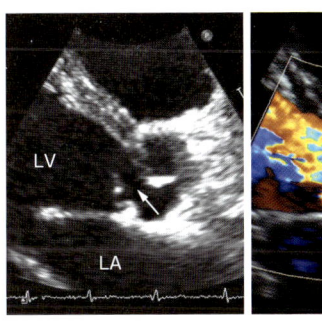

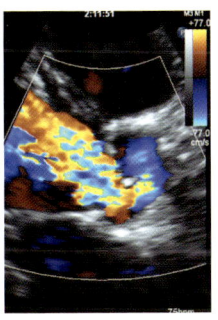

9 症状・病態から必要となる心エコー

図9-10-3　大動脈弁穿孔（矢印）とAR

の質を上げて観察し（周波数の選択，フォーカス，ズーム），異常構造物がないか確認する．
▼わが国の調査では，IEの基礎疾患として弁膜症の中では僧帽弁閉鎖不全症の頻度が最も多く，大動脈弁閉鎖不全症が続く[3]．
▼疣腫の診断は経胸壁，経食道心エコー併せて90%[4]．

Point 外科治療のタイミング

▼感染症医や心臓外科医，脳外科医と連携（endocarditisチーム形成）して迅速な対応がとれるようにしておく[5]．
▼早期の外科手術を考慮する状態として，①弁膜症による心不全，②原因菌が黄色ブドウ球菌や真菌，薬剤抵抗性の感染（抗菌薬投与後5〜7日発熱が持続），③房室ブロック出現や弁輪部膿瘍，④繰り返す塞栓症例で疣腫が残存，あるいは塞栓症リスクの高い例（可動性のある10mm以上の疣腫），5)繰り返す人工弁感染，がある．
▼ペースメーカや植え込み型除細動器の感染はジェネレーター，リードの抜去を考慮する．
▼疣腫の大きさが10mm以上の例において内科治療群と48時間以内の早期外科手術群を比較した際に，6ヵ月後の死亡，塞栓症，感染性心内膜炎の再発が早期外科手術群では3%であったのに対して，内科治療群では28%であった[6]．

【文献】
1) Nishimura RA, et al：2014 AHA/ACC guideline for the management of patients with valvular heart disease：a report of the American College of Cardiology/American

Heart Association task force on practice guidelines. Circulation 129：e521-e643, 2014
2) 岩田健太郎：感染症としての感染性心内膜炎をいかに診断するか―臨床医の立場から．心エコー 10：314-320, 2009
3) Nakatani S, et al：Recent picture of infective endocarditis in Japan. Circ J 77：1558-1564, 2013
4) Hoen B, et al：Infective endocarditis. N Engl J Med 368：1425-1433, 2013
5) Habib G, et al：2015 ESC Guidelines for the management of infective endocarditis. Eur Heart J 36：3075-3128, 2015
6) Kang DH, et al：Early surgery versus conventional treatment for infective endocarditis. New Engl J Med 366：2466-2473, 2012

11) 高血圧

　高血圧は心臓病，脳卒中，腎臓病および大血管疾患の強力な原因疾患である．有病者の多い疾患であり，わが国では約4,300万人と推定されている．2014年に「高血圧治療ガイドライン2014（JSH2014）」が公表された[1]．心エコー検査は，左室肥大 left ventricular hypertrophy（LVH）の有無や程度の評価だけでなく，左室の収縮能や拡張能の評価，高血圧の原因が特定できる疾患の除外（大動脈縮窄症など），高血圧性心疾患に関連した心血管の形態異常の評価に有用である[2]．

心エコーの評価項目
・左室径，壁厚
・心筋重量
・左室収縮機能，拡張機能
・左室流出路狭窄の有無
・大動脈縮窄の評価
・腹部大動脈瘤の評価

Point 左室心筋重量・相対的左室肥厚

▼左室心筋重量（LV mass）を体表面積で補正した左室心筋重量係数（LV mass index）は強力な心血管病の予後予測因子であり，その退縮は予後改善と強く関連する．

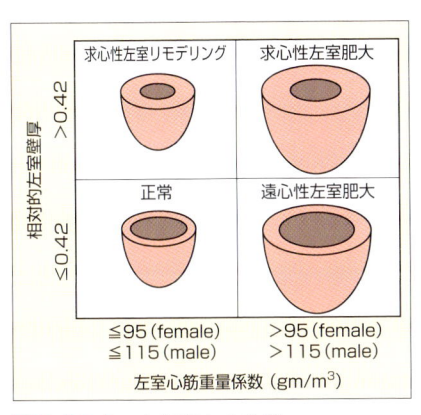

9 症状・病態から必要となる心エコー

図9-11-1 左室肥大の分類

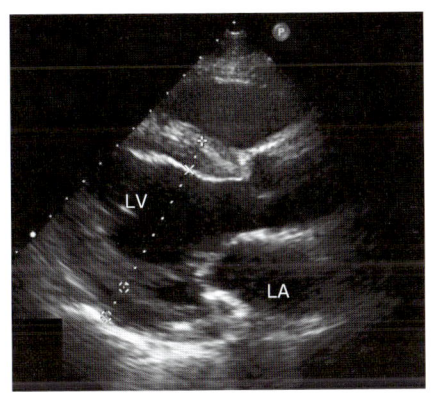

図9-11-2 50歳代男性の高血圧例
LVDd＝55mm，IVS＝13mm，PW＝14mm，体表面積1.81m^{2}であり，左室心筋重量は320.3g，左室心筋重量係数は177.0g/m^{2}であった．また，RWT＝0.5となり，求心性左室肥大に分類される．

▼ 左室心筋重量は左室心筋容積に対して心筋比重1.04g/mLをかけることで算出することができる．

$$左室心筋重量(g) = 1.04 \times [(LVDd+PW+IVS)^3 - LVDd^3] \times 0.8 + 0.6$$

　　　LVDd：左室拡張末期径 (cm)
　　　PW：後壁厚 (cm)
　　　IVS：心室中隔厚 (cm)

▼ 左室心筋重量係数は男性115g/m^2，女性95g/m^{2}をカットオフとする[3]．

▼ 左室後壁厚と左室拡張末期径から求められる相対的左室壁厚relative wall thickness (RWT) を用い，左室心筋重量係数と合わせて，左室の形態は正常形態，求心性左室肥大 (concentric LVH)，遠心性左室肥大 (eccentric LVH)，求心性左室リモデリング (concentric LV remodeling) の4つの型に分類される (図9-11-1)．

　　　RWT＝(左室後壁厚×2)÷左室拡張末期径

▼ RWT＞0.42の増大を伴う求心性肥大心は，最も予後の不良な左室肥大形式である．

▼ 求心性LVHの典型は高血圧性LVHであり，圧負荷の増大する病態で認められる (図9-11-2)．

▼ 遠心性LVHは左室心筋重量係数の増大のみで，相対的左室壁厚は正常の場合である．左室内腔の拡大による心筋重量増大であり，大動脈弁閉鎖不全症，僧帽弁

閉鎖不全症などの容量負荷で生じる．

高血圧と関連する疾患

◉大動脈縮窄症
- 高血圧の原因として大動脈縮窄症がある．上下肢の血圧差をきっかけに疑われる．
- 胸骨上窩から長軸断面で大動脈弓部末梢側へ胸部下行大動脈を観察し，連続波ドプラ法で血流速度の増大により，狭窄の有無の評価が可能である．

◉腹部大動脈瘤
- 60歳以上の高血圧患者において，腹部大動脈瘤（3.0cm以上，あるいは近位部の1.5倍の径）が4.1％にみつかり，80歳以上の男性では9.2％に認められた[4]．
- 心エコー検査時に心窩部から臍部まで腹部大動脈瘤の有無もみておく．

◉弁膜症
- 超高齢化が進むわが国では，加齢変性の大動脈弁狭窄症が増えてくると予測される．
- 大動脈弁血流速度が2.5m/sec以上の症例は75歳以上の2.8％，80歳代では9.8％であった[5]．
- 高血圧は大動脈弁硬化の危険因子でもあり，大動脈弁狭窄の評価，経年変化を評価していくことは重要である．

【文献】
1) 日本高血圧学会高血圧治療ガイドライン作成委員会（編）：高血圧ガイドライン2014．日本高血圧学会，2014
2) Marwick TH, et al：Recommendations on the use of echocardiography in adult hypertension：a report from the European Association of Cardiovascular Imaging (EACVI) and the American Society of Echocardiography (ASE). J Am Soc Echocardiogr 28：727-754, 2015
3) Lang RM, et al：Recommendations for cardiac chamber quantification by echocardiography in adults：an update from the American society of echocardiography and the European association of cardiovascular imaging. J Am Soc Echocardiogr 28：1-39, 2015
4) Fukuda S, et al：Multicenter investigations of the prevalence of abdominal aortic aneurysm in elderly Japanese patients with hypertension. The AAA Japan study. Circ J 79：524-529, 2015
5) Otto CM, et al：Aortic-valve stenosis -from patients at risk to severe valve obstruction. N Engl J Med 371：744-756, 2014

9 症状・病態から必要となる心エコー

12) 慢性腎臓病・透析

　慢性腎臓病chronic kidney disease (CKD) 患者では心筋梗塞，心不全および脳卒中の発症および死亡率が高くなる[1]．CKD患者の腎機能低下と心血管イベントは相関する (図9-12-1)[2]．慢性透析患者の死因の約半数は心血管死であり，透析患者の合併症管理において，心血管障害を早期に発見することは重要な課題である．透析患者では透析導入時にすでに約30％の患者でうっ血性心不全を合併しており，腎不全により容易に体液過剰となることから，心臓性，非心臓性循環不全を評価することが必要となる[3]．
　心エコーは末期腎不全患者に合併する心血管疾患の発見，心不全の評価に有用である．

心エコーの評価項目

- 左室径・容積，壁厚
- 心筋重量
- 左室収縮機能，拡張機能
- 弁膜症 (僧帽弁狭窄・逆流，大動脈弁狭窄・逆流)
- 左室内圧較差
- 右室収縮機能，肺高血圧の有無
- 下大静脈径

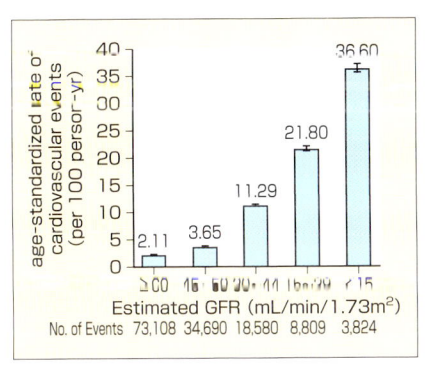

図9-12-1　腎機能低下と心血管イベント (文献2より)

111

表9-12-1　末期腎臓病患者における心疾患の基準（文献4より）

左室肥大	心筋重量係数＞130 g/m² （男性），＞110 g/m² （女性）
左室拡大	左室拡張末期容積係数＞86 mL/m²，収縮末期容積係数＞37 mL/m²
左房拡大	左房容積係数＞34 mL/m²
左室拡張機能障害	Grade≧2（偽正常型）
弁膜症	中等度以上の僧帽弁疾患（狭窄・逆流），大動脈弁疾患（狭窄・逆流）
右室収縮能低下	TAPSE＜17 mm
左室収縮能低下	左室駆出率≦45％，左室壁運動異常

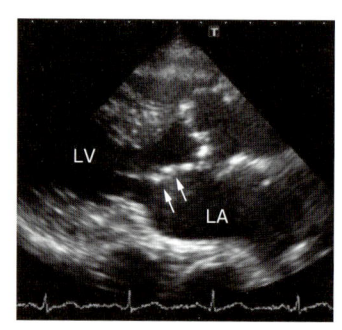

図9-12-2　透析患者での傍胸骨左室長軸像
僧帽弁葉石灰化（矢印）による僧帽弁狭窄がみられる．

Point 透析と心エコー

◉心疾患の診断と治療

- 透析患者の右室圧をモニターした検討では，右室圧，肺動脈拡張期圧は毎回の透析ごとに低下するが，翌日の透析前には上昇しており，週末の非透析日が2日あるときに著しく上昇している[4]．
- 心疾患を有する患者（表9-12-1）の心不全症状が透析によって改善するかを評価し，重症度分類を行う．
- dry weightは適切か，透析回数を増やす必要はないか，腹膜透析で改善する可能性はないか，心不全に対する薬物治療は十分か（ACE阻害薬，ARB，β遮断薬），冠動脈評価，弁膜症に対する手術タイミングを検討していく（図9-12-2）．

◉透析関連低血圧

- 透析関連低血圧は，透析中の急激な血圧低下，起立性低血圧，常時低血圧に分類される[3]．

9 症状・病態から必要となる心エコー

- 透析中の急激な血圧低下（収縮期血圧30mmHg以上）や透析終了後の起立性低血圧は予後不良と関連する．透析操作とも関連するが，①dry weightの過度の下方設定，②血圧の管理，③心機能低下，④自律神経機能障害などが機序として考えられる．
- 透析中の低血圧の原因として，筆者らの検討では65％がdry weightの過度の下方設定（下大静脈の虚脱），32％が左室内径縮小・過収縮に伴う左室内圧較差の出現であった．透析中・後の心エコー評価で，①下大静脈の虚脱，②左室内圧較差の出現がないかを評価しておくことが必要．

【文献】
1) 日本腎臓病学会（編）：CKD診療ガイド2012，東京医学社，東京，2012
2) Go AS, et al：Chronic kidney disease and the risk of death, cardiovascular events, and hospitalization. N Engl J Med 351：1296-305, 2004
3) 日本透析医学会：血液透析患者における心血管合併症の評価と治療に関するガイドライン．日透析医学会誌44：337-425, 2011
4) Chawla LS, et al：Proposal for a functional classification system of heart failure in patients with end-stage renal disease. J Am Coll Cardiol 63：1246-1252, 2014

13) 心室性不整脈

a. 心室期外収縮

- ▼ホルター心電図で記録された無症候性心室期外収縮の患者と，心筋梗塞など冠動脈疾患を有する患者の予後を比較すると，冠動脈疾患のない心室期外収縮患者の生存率は正常者と変わらない[1]．
- ▼心室期外収縮をみたら基礎心疾患があるかないかを見分けることが重要．
- ▼心室性不整脈の例で心エコー検査が推奨されるのは，
    1) 臨床的に心疾患が疑われる場合
    2) 心室性不整脈や突然死と関連する疾患（心筋梗塞後，拡張型心筋症，肥大型心筋症，不整脈原性右室心筋症など）が疑われる場合
    3) 突然死の家族歴など不整脈を伴う遺伝性疾患が疑われる場合，
    が挙げられる．

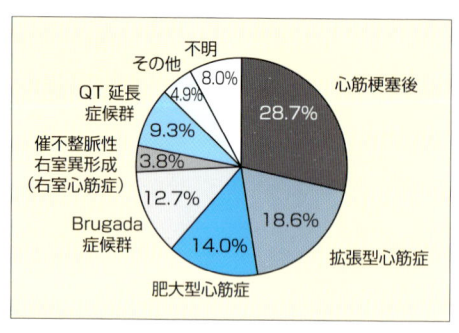

図9-13-1　植込み型除細動器の適応となった重症心室頻拍または心室細動例1,075例の原疾患
循環器病ガイドシリーズ．心臓突然死の予知と予防法のガイドライン（2010年改訂版）．http://www.j-circ.or.jp/guideline/pdf/JCS2010aizawa.h.pdf（2015年10月閲覧）

b. 心室頻拍・心室細動

▼心臓突然死の多くは心室性頻脈性不整脈と考えられるが，その基礎心疾患は植込み型除細動器implantable cardioverter-defibrillator（ICD）植込み症例の分析から 図9-13-1 のような頻度である[2]．

▼重症心室頻拍または心室細動を引き起こす可能性のある代表的な心疾患として，心筋梗塞後，拡張型心筋症，肥大型心筋症，不整脈原性右室心筋症，心サルコイドーシスなどが挙げられる．心室性不整脈における心エコーの役割は上記疾患のスクリーニングといえる．

▼Brugada症候群は心エコーでは異常所見が認められない[3]．

【文献】

1) Kennedy HL, et al：Long-term follow-up of asymptomatic healthy subjects with frequent and complex ventricular ectopy. N Engl J Med 312：193-197, 1985
2) 循環器病ガイドシリーズ．心臓突然死の予知と予防法のガイドライン（2010年改訂版）．http://www.j-circ.or.jp/guideline/pdf/JCS2010aizawa.h.pdf（2015年10月閲覧）
3) Wilde AAM, et al：Proposed diagnostic criteria for the Brugada syndrome. Consensus report. Circulation 106：2514-2519, 2002

9 症状・病態から必要となる心エコー

14）心房細動

　心房細動は60歳を超えると有病率が急峻に増大し，80歳代以降では5％に達する[1]．人口の高齢化に伴い心房細動は増加し，心エコー検査を依頼される頻度が高まっている．心房細動の出現から心疾患が診断されることもある．

> **心エコーの評価項目**
> ・原因疾患の検索
> ・左室収縮機能，拡張機能
> ・左房径
> ・左房内血栓の評価

Point 心房細動と心エコー

▼ 心エコーは，僧帽弁疾患，心筋症，心房中隔欠損や他の先天性心疾患など，心房細動の原因疾患を診断する契機となる．
▼ 頻脈性心房細動発作時は左室の動きがよい場合と悪い場合がある．発作時の左室内腔が小さければ基礎に重大な心疾患があるとは考えにくいが，左室壁運動低下をみたら，高血圧や虚血性心疾患の合併，心筋炎や頻脈誘発性心筋症の病態も否定できない．

a. 心房細動時の左室収縮機能評価

▼ 心房細動ではRR間隔のばらつきにより，左室収縮機能指標も1拍ごとに変動する．たとえば，心拍出量を求めるために左室流出路血流速度を計測するとき，ばらつきのない平均値を求めるためには10心拍以上の計測値から平均値を求める必要がある．限られた時間の中で多数の心拍から計測するのには限界がある．
▼ 心房細動の不規則なリズムの中で，左室収縮性の指標は先々行する心周期の長さ（RR1）と先行する心周期の長さ（RR2）との比（RR2/RR1）で予測できる（図9-14-1）．
▼ 先々行するRR1が長く，先行するRR2が短いとき次の収縮機能指標は小さくなり，逆にRR1が短く，RR2が長いときの次の収縮機能指標は大きくなる．
▼ RR1とRR2が等しいとき（RR2/RR1＝1）の次の心拍での収縮の指標は，多数の

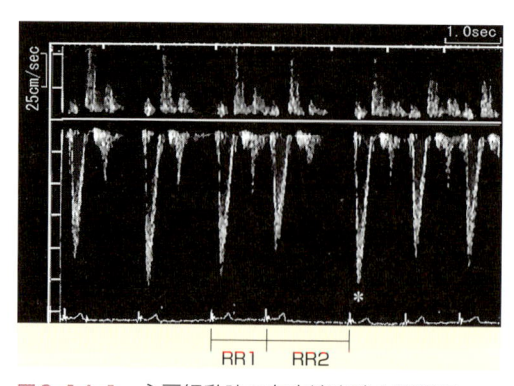

図9-14-1　心房細動時の左室流出路血流速度
左室収縮性の指標（*）は先々行する心周期の長さ（RR1）と先行する心周期の長さ（RR2）との比（RR2/RR1）で予測できる．

心拍から求めた平均値と一致することが知られている[2]．
▼収縮の指標（血流速度，左室拡張末期容積，収縮末期容積，EF, global longitudinal strainなど）を1心拍で算出しようとする場合，先行する2心拍のRR間隔が等しいところをみつけ，次の心拍で計測すればよい[2,3]．

b. 心房細動時の左室拡張機能評価

▼心房細動患者においても洞調律患者と同様に左室拡張能の評価を行うことが必要である．しかし，心房細動では左室流入血流速波形の心房収縮期A波がないのでE/Aを評価することはできない．
▼左室拡張機能の指標には収縮機能の指標にみられた先行するRR間隔との関係がなく，通常3〜5拍の平均値を求めることになる．
▼心不全を疑うとき，心房細動においても三尖弁逆流速度から求めた肺高血圧の所見，下大静脈の拡大は参考になる．
▼心房細動においてもE波とe'の比E/e'≧11が左房圧上昇（≧15mmHg）の指標である[4]．またE波の減速時間（DT）≦130msecは拘束型の流入障害を反映している[5]．

c. 左房内血栓の評価

▼左房内血栓ができやすいのはリウマチ性僧帽弁狭窄症，左室収縮機能低下例，血栓塞栓症の既往例である．

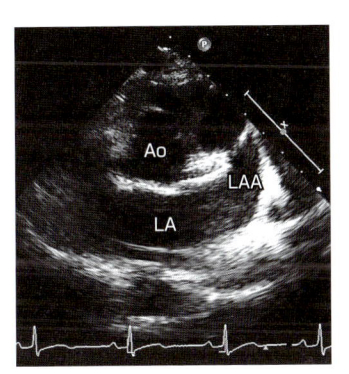

9 症状・病態から必要となる心エコー

図9-14-2　経胸壁心エコーによる左心耳(LAA)の観察

▼僧帽弁狭窄症のない非弁膜症性心房細動において左房内血栓は左心耳にできやすい．
▼経胸壁心エコーでは左心耳は大動脈弁レベルの短軸像(図9-14-2)，心尖部からの左室二腔像で描出できる．血栓の有無よりも血栓ができやすい状態かどうかの診断が重要．
▼電気的除細動前やカテーテル治療(アブレーションなど)を行う際，血栓の有無を正確に診断する必要があるときには経食道心エコー法を行う(経食道心エコーの項参照)．
▼CHADS$_2$スコアと左房内血栓の存在には相関がある[6]．
▼心房細動が48時間以上続くと左房内血栓はできやすくなる．また，心房細動から洞調律に復帰後，心電図ではP波が認められても，左房の収縮機能はすぐには回復しない(心房筋の気絶)．心房細動時には認めなかった左房内血栓が洞調律復帰後に出現することがあるため，洞調律復帰後も抗凝固療法の継続が必要である(少なくとも4週間)[7]．

【文献】
1) Inoue H, et al：Prevalence of atrial fibrillation in general population of Japan：an analysis based on periodic health examination. Int J Cardiol 137：102-107, 2009
2) Sumida T, et al：Single beat determination of Doppler-derived aortic flow measurement in patients with atrial fibrillation. J Am Soc Echocardiogr 16：712-715, 2003
3) Yamaguchi K, et al：Single beat determination of global longitudinal speckle strain in patients with atrial fibrillation. J Echocardiogr 10：90-94, 2012
4) Sohn DW, et al：Mitral annulus velocity in the evaluation of left ventricular diastolic function in atrial fibrillation. J Am Soc Echocardiogr 12：927-931, 1999

5) Hurrell DG, et al：Short deceleration time of mitral inflow E velocity：prognostic implication with atrial fibrillation versus sinus rhythm. J Am Soc Echocardiogr 11：450-457, 1998
6) Puwanant S, et al：Role of CHADS2 score in the evaluation of thromboembolic risk in patients with atrial fibrillation undergoing transesophageal echocardiography before pulmonary vein isolation. J Am Coll Cardiol 54：2032-2039, 2009
7) Fatkin D, et al：Transesophageal echocardiography before and during direct current cardioversion of atrial fibrillation：evidence for "atrial stunning" as a mechanism of thromboembolic complications. J Am Coll Cardiol 23：307-316, 1994

15）心原性塞栓

Point 塞栓源の検索と心エコー

▼血栓ができやすい病態や血栓の好発部位を意識して心エコーで評価する（表9-15-1, 2）．
▼血栓形成には，①内皮障害，②血流うっ滞，③凝固能亢進の3つの因子（Virchowの3徴）が影響する[1]．
▼心腔内の血流速度が低下し，うっ滞するとモヤモヤエコー spontaneous echo contrastがみられる．モヤモヤエコーは赤血球の連鎖形成，凝集が原因であり，血栓形成の前段階状態である．

表9-15-1　塞栓源の検索（文献2より）

塞栓源	心エコー所見
左室内血栓	左室瘤，拡張型心筋症
左房内血栓	左心耳血栓，モヤモヤエコー，左心耳血流速度低下（＜20cm/sec）僧帽弁狭窄症
深部静脈血栓	心房中隔欠損，心房中隔瘤，卵円孔開存
自己弁	疣腫，腫瘍，僧帽弁輪石灰化，石灰化大動脈弁
人工弁	血栓，疣腫
心臓腫瘍	左房粘液腫，乳頭状弾性線維腫
大動脈プラーク	大動脈プラーク

118

9 症状・病態から必要となる心エコー

表9-15-2 血栓形成の原因と好発部位

原因	血栓の好発部位
心筋梗塞	心筋梗塞部位,左室瘤
拡張型心筋症	左室,右室,左房,右房
好酸球増多症	左室,右室
僧帽弁狭窄症	左房
心房細動	左心耳
肺塞栓	右房,右室,肺動脈主幹部 卵円孔開存に伴う奇異性塞栓
人工弁	人工弁 左房(僧帽弁置換後)

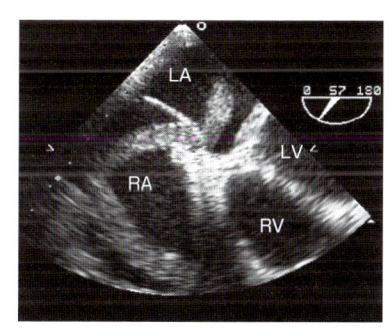

図9-15-1 卵円孔にひっかかった血栓(経食道心エコー)

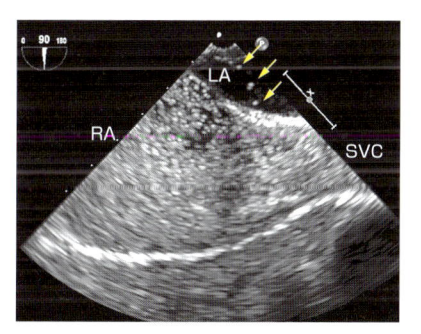

図9-15-2 コントラストエコー法による奇異性塞栓の診断(経食道心エコー) Valsalva負荷にてバブルが左房(LA)内に出現した(矢印).

Point 奇異性塞栓

▼奇異性塞栓は右心系の血栓や深部静脈血栓が卵円孔などのシャントを介して左心系(体血管)に生じる塞栓症である.

▼奇異性塞栓は,①左心系や大動脈に塞栓源が認められないときの体循環の塞栓症,②深部静脈血栓や肺塞栓の存在,③右―左シャントのある卵円孔開存の証明で診断される.

▼人口の25~30%は卵円孔が開存しているが,通常は左房圧が右房圧よりも高いためにフラップ弁(flap valve)のように閉鎖している.しかし,いったん右房圧が左房圧よりも高くなると卵円孔を介して右―左シャントを生じる.もし,右心系に血栓があると,奇異性塞栓の原因となる.

▼診断には，血栓が卵円孔にひっかかっていることの証明が必要であるが(図9-15-1)，通常血栓が卵円孔を通り抜けていることを証明することは難しい．
▼奇異性塞栓が疑われる場合は生理食塩水を用手撹拌して作製したバブルを用いたコントラストエコーを行い，奇異性シャントの診断を行う(図9-15-2)[3]．

【文献】

1) Armstrong WF, et al：Masses, Tumors, and source of embolus, Feigenbaum's echocardiography 7th ed, Lippincott Williams & Wilkins, Philadelphia, 711-740, 2010
2) Pepi M, et al：Recommendations for echocardiography use in the diagnosis and management of cardiac sources of embolism. Eur J Echocardiogr 11：461-476, 2010
3) Marriott K, et al：Detection of right-to-left atrial communication using agitated saline contrast imaging：experience with 1162 patients and recommendations for echocardiography. J Am Soc echocardiogr 26：96-102, 2013

NOTE　コントラストエコー法による奇異性シャントの診断

1. 経胸壁心エコー法では心尖部四腔像，傍胸骨短軸像で心房中隔，右房，左房がきれいに描出できる断面を設定．
2. ルートを正中静脈など肘窩の静脈で確保する．
3. 3方活栓を介して10mLのシリンジを2本用意．
4. 一つのシリンジに患者の血液1mL，空気0.5mL，生理食塩水8.5mLを注入する．
5. 3方活栓を介してもう一方のシリンジへ素早く交互に送ることを5〜10回繰り返す(用手撹拌)．
6. 撹拌後，速やかに静脈内に注入し，右房内に現れたバブルが3心拍以内に左房に出現すれば卵円孔を介した右—左シャント陽性と診断する
7. 安静時にシャントが認められなければ，Valsalva負荷を行い，負荷解除後に一過性に右房圧が上昇することを利用してシャントの有無を確認する．Valsalva負荷の解除はバブルが右房を満たしてから行う．
8. 経食道心エコーにおいても心房中隔を描出して2〜7の手順で評価する(図9-15-2)．

16）心臓腫瘍

　心臓原発腫瘍の頻度はきわめて少ない．原発性の75％が良性，25％が悪性である（表9-16-1）．一方で二次性/転移性腫瘍は原発性の40倍以上の頻度である[1]．心エコーは，腫瘍の大きさ，発生部位，性状，可動性の診断にきわめて有用である．

a. 粘液腫

▼ 粘液腫myxomaは良性腫瘍の中で最も頻度が高く，心臓原発性腫瘍の30〜50％を占める．左房（83％），右房（12.7％）の順に多く，心室での発生は少ない．

▼ 心エコー検査では心房内血栓との鑑別が重要である．左房粘液腫のほとんどが心房中隔卵円窩周辺の心内膜から発生する．10％が家族性に発生し，遺伝子異常のCarney複合では粘液腫が多発性に発生することがある．

▼ 塞栓症のリスクや血行動態を障害する可能性があるため（図9-16-1），症状の有無にかかわらず切除術を行うべきである．

b. 乳頭状線維弾性腫

▼ 乳頭状線維弾性腫papillary fibroelastomaは，先端がイソギンチャク様の特異的な形態を示し，しばしば有茎性で可動性に富む．

表9-16-1　原発性および転移性心臓腫瘍の頻度（文献1より）

原発性		二次性/転移性
良性（75％）	悪性（25％）	
粘液腫（45％）	肉腫（20％）	肺癌
乳頭状線維弾性腫（15％）	血管肉腫	乳癌
脂肪腫（10％）	未分化肉腫	悪性黒色腫
血管腫（3％）	横紋筋肉腫	白血病
線維腫（2％）	平滑筋肉腫	悪性リンパ腫
その他	線維肉腫	肉腫
	脂肪肉腫	食道癌
	原発性リンパ腫（2％）	卵巣癌
	心膜腫瘍（2％）	腎癌
	その他	その他

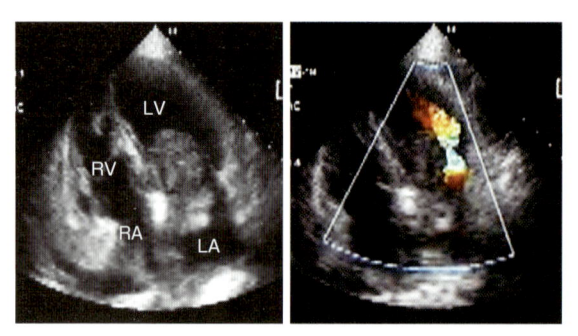

図9-16-1 左房粘液腫
拡張期，腫瘍が僧帽弁に陥頓し，僧帽弁狭窄様の血行動態を生じている．

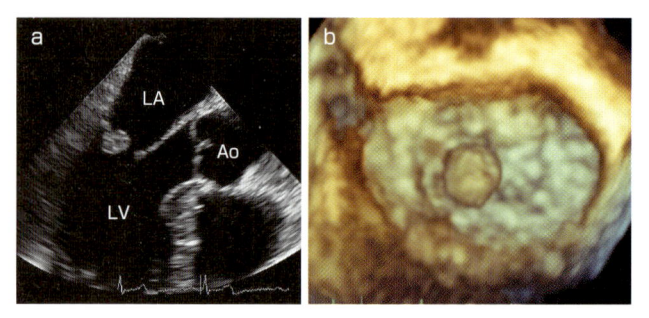

図9-16-2 僧帽弁後尖に発生した乳頭状線維弾性腫（経食道心エコー）
リアルタイム3次元心エコー図（b：左房側から僧帽弁を観察）により，球状の腫瘍が観察できる．

▼ 大動脈弁の発生頻度が高いが，ほかの弁や心内膜からも発生する（図9-16-2）．ランブル疣贅Lambl's excrescenceとの鑑別が必要となることがあるが，ランブル疣贅はヒモ状の形態となることが多い．
▼ 腫瘍に血栓が付着することもあり，塞栓症のリスクがあるため1 cm以上の大きさか，小さくても可動性のある場合は切除術を行うべきである[2, 3]．

c. 脂肪腫

▼ 脂肪腫（lipoma, lipomatous hypertrophy of intraatrial septum）には，被包化された脂肪腫と脂肪腫様心房中隔肥厚（図9-16-3）がある．
▼ 脂肪腫や脂肪腫様心房中隔肥厚では，血行動態の著しい障害をきたさない限り手術は奨められない．

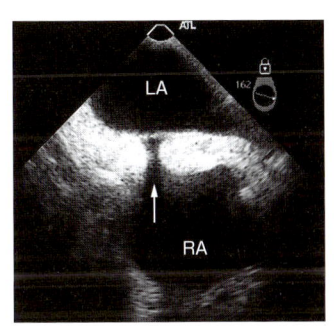

図9-16-3 脂肪腫様心房中隔肥厚（経食道心エコー）
卵円窩（矢印）以外の心房中隔が肥厚している．

d. 心臓原発の悪性腫瘍

▼心臓原発の悪性腫瘍として頻度が高いのは血管肉腫angiosarcoma，未分化肉腫undefferentiated sarcoma，横紋筋肉腫rhabdomyosarcoma，平滑筋肉腫leiomyosarcoma，線維肉腫fibrosarcomaである．
▼悪性腫瘍の特徴としてサイズが大きい（＞5cm），複数個存在，右心系からの発生が多い，辺縁が不整，心筋内や心腔内に発育する特徴がある[4]．遠隔転移を起こすことも多い．血行動態障害からうっ血性心不全，心膜液貯留から心タンポナーデを生じうる．

e. 転移性心臓腫瘍

▼肺癌，乳癌，食道癌，白血病，悪性リンパ腫，悪性黒色腫などが原発巣として多い．悪性腫瘍の中で最も高率に心臓に転移するのは悪性黒色腫である．
▼転移様式としては血行性・リンパ行性転移，縦隔や肺からの直接浸潤，肺静脈から左房への進展，下大静脈からの右房への伸展などがある．心膜への転移は心膜液貯留として心エコーで発見されることが多い．
▼右房内に腫瘍を認めた場合，下大静脈から進展してくる腫瘍（肝臓癌，腎臓癌，子宮平滑筋肉腫）に注意しておく必要がある（図9-16-4）．

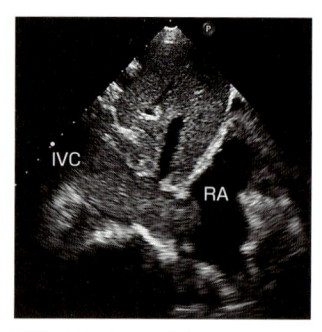

図9-16-4　腎臓癌が下大静脈から右房内に進展した症例

【文献】

1) Hudzik B, et al：Malignant tumors of the heart. Cancer Epidemiology 39：665-672, 2015
2) Tamin SS, et al：Prognostic and bioepidemiologic implications of papillary fibroelastomas. J Am Coll Cardiol 65：2420-2429, 2015
3) Meschia JF, et al：Guideline for the primary prevention of stroke. Stroke 45：3754-3832, 2014
4) Kassop D, et al：Cardiac masses on cardiac CT：a review. Curr Cardiovasc Imaging Rep 7：9281, 2014

NOTE　異常と間違われる可能性のある正常構造物・良性の構造物

右房	静脈洞弁遺残（キアリ網，Eustachian valve） Crista terminalis 心房中隔の脂肪腫様肥厚 櫛状筋 三尖弁輪周囲の脂肪組織 カテーテル／ペースメーカ・リード
左房	卵円窩，心房中隔瘤 僧帽弁輪石灰化 冠状静脈洞 左上肺静脈隔壁（左心耳との隔壁） 心房中隔の脂肪腫様肥厚 transverse sinus（心膜の折り返し） 心臓移植後の縫合線
右室	中隔帯 肉柱 カテーテル／ペースメーカ・リード
左室	仮性腱索 乳頭筋 肉柱

9 症状・病態から必要となる心エコー

17）先天性心疾患

a. 先天性心疾患の区分診断[1]

▼ 心窩部からの観察で下大静脈が接続する心房が右房（心房位の決定）である．
▼ 傍胸骨の短軸像，心尖部四腔像から左右心室を決める（心室位の決定）．右心室は肉柱が発達しているのに対して左室は粗い肉柱形成はなく，2つの乳頭筋を有する．心尖部四腔像で三尖弁中隔尖は僧帽弁よりも心尖側に付着し，三尖弁が付くのが右室である．三尖弁の心尖側への偏位は10 mmまでであり，10 mm以上の偏位はEbstein奇形を疑う．
▼ 傍胸骨大血管短軸面から大血管を診断する．肺動脈は起始後ただちに分岐する．大動脈は起始後弓archを形成し，また冠動脈が起始する．
▼ 心房心室結合，心室大血管関係を診断する．

b. 心房中隔欠損症

心エコーの評価項目
・欠損孔の部位診断（図9-17-1）

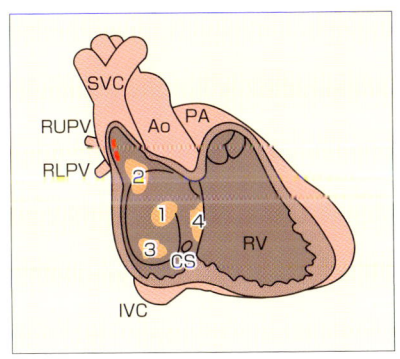

図9-17-1 心房中隔欠損の部位診断
1：二次孔欠損．2：上大静脈洞型．3：下大静脈洞型．4：房室中隔欠損（一次孔欠損）．上大静脈洞型では右上下肺静脈（RUPV，RLPV）の還流異常を検索する．
RUPV：右上肺静脈．RLPV：右下肺静脈．

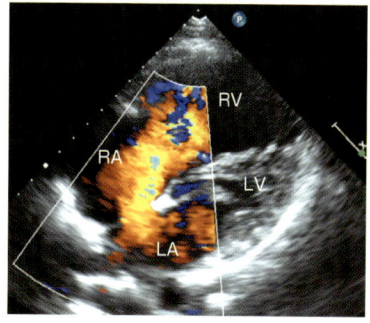

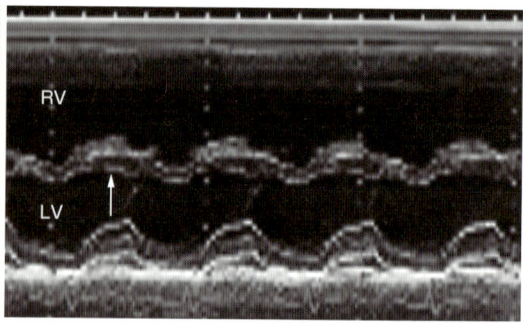

図9-17-2　心房中隔二次孔欠損症例

図9-17-3　心室中隔の奇異性運動
心室中隔が収縮期右室側に変位（矢印）を認める．右室容量負荷の所見．

・欠損口の大きさ
・シャントの方向
・シャント量
・右室圧の推定
・合併する疾患の検索

▼心房中隔欠損症 atrial septal defect（ASD）の診断においては，心尖部から肋間を上げた四腔断面（図9-17-2），心窩部や胸骨右縁からのアプローチなど，心房中隔が観察しやすい断面で欠損部位の診断を行う．
▼シャント量増加により右室の拡張期容量負荷を生じ，Mモード法で心室中隔の奇異性運動を認める（図9-17-3）．
▼5mm以上の欠損，右室容量負荷の所見（肺・体血流比：右室流出路と左室流出路それぞれの1回拍出量の比 Qp/Qs＞1.5，心室中隔の奇異性運動など），三尖弁逆流から推定される右室圧の上昇がみられる場合はカテーテル治療（AMPLATZER™ Septal Occluders）など閉鎖治療の適応がある[1,2]．

c．心室中隔欠損症

心エコーの評価項目

・欠損部の診断（図9-17-4）
・欠損口の大きさ
・シャントの方向
・シャント量

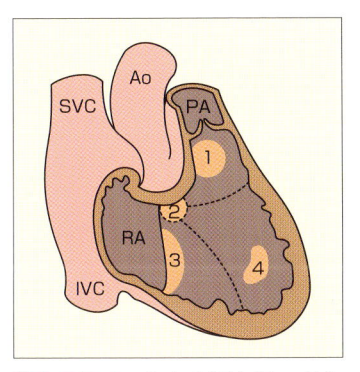

9 症状・病態から必要となる心エコー

図9-17-4 心室中隔欠損の部位診断
1：肺動脈弁下部（流出部），2：膜性周囲部，3：流入部，4：筋性部．

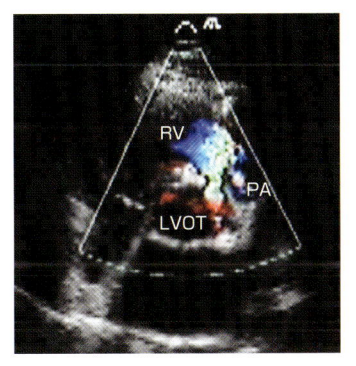

図9-17-5 肺動脈弁下部（流出部）心室中隔欠損症例

・肺動脈圧（右室圧）の推定

▼ 心室中隔欠損症ventricular septal defect (VSD) の肺動脈弁下部（流出部）欠損では大動脈基部短軸断面で肺動脈弁に接してシャントを認める（図9-17-5）．大動脈弁右冠尖の欠損孔への逸脱herniation，大動脈弁逆流の合併に注意する．
▼ 膜性中隔欠損では大動脈基部短軸断面で三尖弁側にシャントを認める．欠損孔周辺組織の右室側への膨隆（ポーチ）が認められる（図9-17-6）．
▼ 連続波ドプラ法によるシャント血流速度から左室−右室圧較差を推定できる．
▼ 5 mm以上の欠損，左室拡大，左室−右室圧較差の低下（右室圧上昇），肺動脈弁下欠損で大動脈弁逆流を認めれば外科的治療適応である[1]．

d．動脈管開存症

心エコーの評価項目

・連続性雑音の聴取，肺動脈内の観察が重要
・シャント方向の観察
・シャント量
・肺動脈圧の評価

▼ 胸骨左縁上部で肺動脈と胸部下行大動脈間に動脈管開存症patent ductus arteriosus (PDA) が描出され，カラードプラ法では動脈管から主肺動脈へ向かう連続

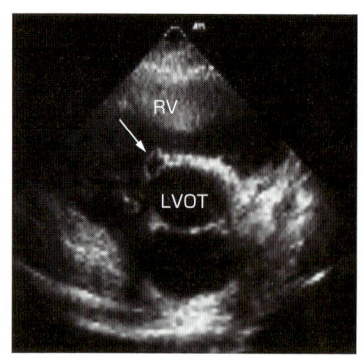

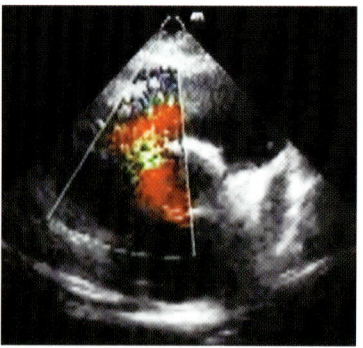

図9-17-6 膜性中隔欠損例
大動脈基部短軸像では欠損孔周辺組織の右室側への膨隆（ポーチ，矢印）が認められる．

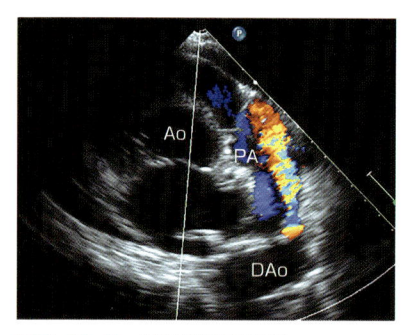

図9-17-7 動脈管開存症例
DAo：下行大動脈．

性モザイク血流が観察される（図9-17-7）．
▼左右シャントの増加に伴い，左室の拡大がみられる．
▼肺高血圧を伴うと収縮期血流速度が低下する．
▼動脈管のサイズが≦3.0mmはコイル塞栓の適応，＞3.0mmでカテーテル治療，外科手術が考慮される[1]．

e. Eisenmenger症候群

▼Eigenmenger症候群は，肺動脈の不可逆性変化により肺高血圧を生じた短絡性心疾患（図9-17-8）であり，右—左シャントの増加によりチアノーゼが出現する．

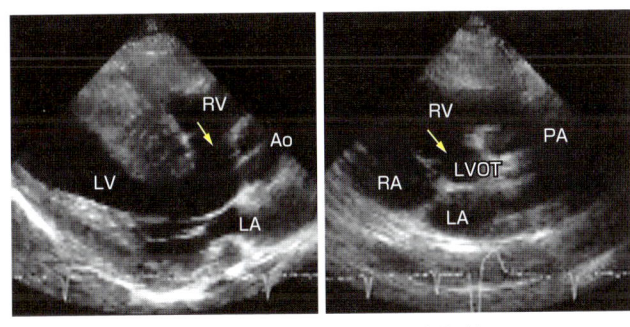

9 症状・病態から必要となる心エコー

図9-17-8 Eigenmenger化した心室中隔欠損例
大きな欠損孔（矢印）と両方向性のシャントを認めた．右室肥大も認める．

【文献】

1) 循環器病ガイドシリーズ．先天性心疾患の診断，病態把握，治療選択のための検査法選択ガイドライン．http://www.j-circ.or.jp/guideline/pdf/JCS2010_hamaoka_h.pdf（2015年10月閲覧）
2) Silvestry FF, et al：Guidelines for the echocardiographic assessment of atrial septal defect and patent foramen ovale：from the American Society of Echocardiography and Society for Cardiac Angiography and Interventions. J Am Soc Echocardiogr 28：910-958, 2015

10 経食道心エコー法

　心腔や大血管が食道に近接することから，経食道心エコー法 transesophageal echocardiography (TEE) は鮮明な画像の描出が可能である．探触子の周波数も3〜7MHzと経胸壁心エコー法よりも高い．僧帽弁，左房や左心耳，心腔内腫瘍，心房中隔欠損や感染性心内膜炎の評価，また大動脈解離などの胸部大動脈疾患に適用される．合併症の発生も0.1％以下であり，経胸壁心エコー法で十分な観察ができない場合に試みる検査法となっている．心房細動の電気的除細動前やアブレーション治療前にTEEで左房内血栓を認めなければ，長期の抗凝固療法を行うことなく治療が行える．TEEのもう一つの活躍の場は手術室である．弁膜症の手術や形成術後，カテーテル治療のガイドとして重要な役割を担う．

Point TEEの基本断面

● 食道中部（図10-1），上部（図10-2）からの断面

- TEEは先端に180°回転する超音波クリスタルを装着した探触子を門歯から35〜40cmの食道中部まで挿入する．
- 0°の横断面では四腔像が描出でき，45〜60°では大動脈弁の短軸像，90°で左室の二腔像，130〜150°で左室流出路から左房の長軸像が観察できる．
- 左心耳は血栓の好発部位であり（図10-3），複数の房に分かれていることが知ら

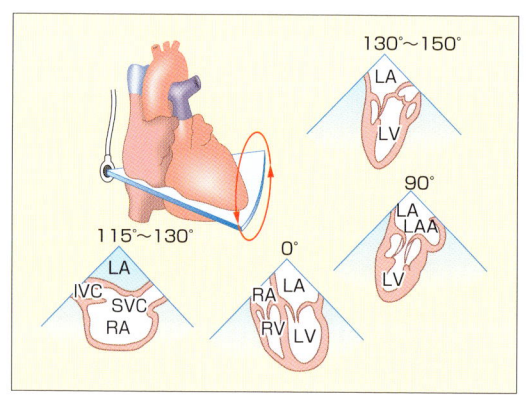

図10-1　食道中部から左室，左心房，心房中隔，右房の描出

10 経食道心エコー法

図10-2 食道上部から大動脈弁，上行大動脈，右室の描出

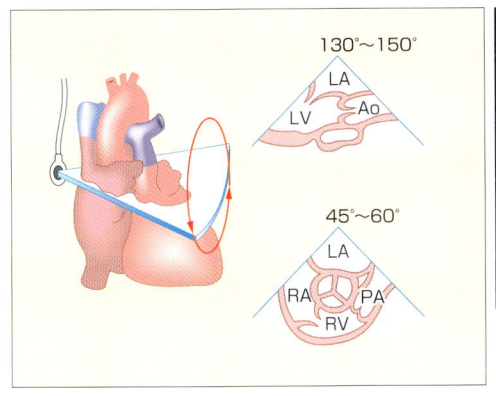

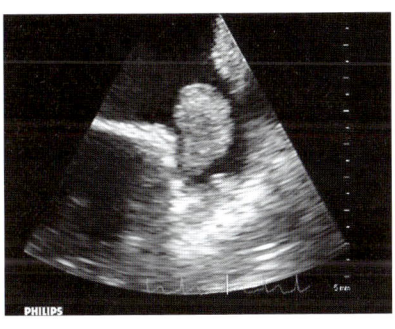

図10-3 左心耳血栓

れている．左心耳に注目して0～180°回転して観察する．左心耳内の血流速度が20cm/sec以下になると血栓ができやすくなる[1]．
- 90°の左室二腔像から探触子を時計方向（内側）へ回転させると右室流出路，さらに回転させると胸部上行大動脈近位部，さらに右方向に回転すると大静脈と右房が観察できる．
- 上行大動脈は130～150°で観察できる．大動脈弓部と下行大動脈は探触子を背部へ回転させ，引いてくることにより描出できる．大動脈瘤，大動脈解離，動脈硬化性のプラークの観察が可能である．
- 肺動脈主幹部から左右肺動脈近位部は0°で左房を観察した断面からわずかに探触子を引き上げることで観察できる．
- カテーテルによる心房細動アブレーション治療が普及し，肺静脈の観察の重要度が増している．45～60°の大動脈弁短軸像から探触子を時計方向に回転させるとY字型の右肺静脈が観察できる．左肺静脈は120～130°の大動脈長軸像から探触子を反時計方向に回転させることにより最も良好に観察できる．

◉ **経胃断面**（図10-4）
- 探触子を胃内まで進め，前屈させると0°で左室短軸像が観察できる．

◉ **僧帽弁の観察**（図10-5）
- 僧帽弁の詳細な観察にTEEは有用である．0°，45～60°，90°，135°の断面でカラードプラ法も併用しながら，逆流部位，その原因（逸脱，弁の短縮，穿孔など）

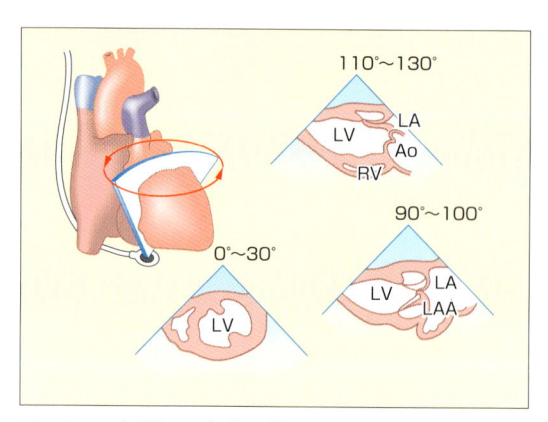

図10-4 経胃での左室，僧帽弁の描出

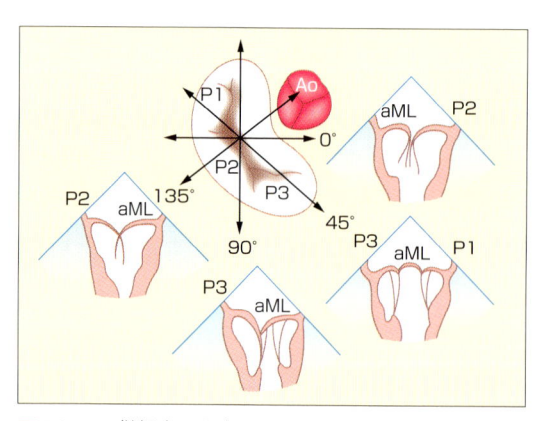

図10-5 僧帽弁の評価
aML：僧帽弁前尖．P1～P3：僧帽弁後尖（前交連側：P1，中央 middle：P2，後交連側：P3）．

について観察する．
・僧帽弁形成術を行うためには主病変だけでなく，軽微な病変にも注意する必要がある．
・左房側から僧帽弁を観察するリアルタイム3次元画像（surgeon's view）が僧帽弁の解剖の理解に役に立つ（図10-6）．

TEEの禁忌

▼TEE検査の原則禁忌とすべき状態は，食道・胃疾患（食道狭窄，食道静脈瘤，潰

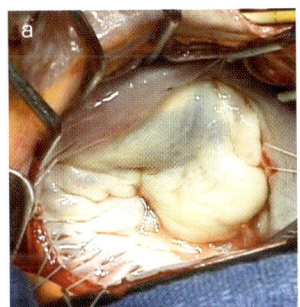

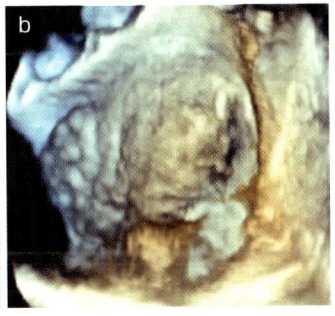

図10-6 僧帽弁前尖逸脱例の手術所見（a）とリアルタイム3次元画像（b）の対比

瘍，腫瘍，憩室，食道裂孔ヘルニア），胃・食道手術後，あるいは頸椎の可動性低下の認められる状態，頸部への放射線治療後，また，説明しても検査への理解・同意が得られない，検査に協力が得られないなどの場合である[2]．
▼検査中は心電図モニター，血圧モニターも必要であり，パルスオキシメーターによる経皮的酸素飽和度測定モニターや吸引が行われることが望ましい．
▼胸部大動脈瘤または大動脈解離の急性期にTEEが必要なときには，病態を考慮して鎮静または麻酔下での実施とし，血圧上昇などの反応は避ける必要がある．
▼局所麻酔薬として使用されるリドカイン（キシロカイン®）に対する過敏症にも注意が必要である．

【文献】

1) Matsuzaki M, et al：Clinical applications of transesophageal echocardiography. Circulation 82：709-722, 1990
2) Hahn RT, et al：Guidelines for performing a comprehensive transesophageal echocardiographic examination：recommendations from the American Society of Echocardiography and the Society of Cardiovascular Anesthesiologists. J Am Soc Echocardiogr 26：921-964, 2013

【参考文献】

3) Flachskampf FA, et al：Recommendations for performing transoesophageal echocardiography. Eur J Echocardiography 2：8-21, 2001

あとがき

　大学，国立循環器病センター，Mayo Clinic，神戸市立医療センター中央市民病院と心エコーを中心に循環器内科臨床を学んできました．学んだ施設は心エコーの世界でも超一流であり，それぞれの施設で一流の医師や検査技師の動きを実際に間近に見てイメージでき，頂点はあそこだと知ることができました．自分が行けるかどうかは別として，そこを目指す気持ちが自分を成長させてくれたと思います．これまで出会った指導医の先生方，循環器内科・心臓血管外科の先生方，熱くディスカッションしてきた検査技師の方々に感謝します．

　思い返せば，筆者が島根医科大学(現 島根大学)で心エコーを学び始めたとき，当時国立循環器病センターから大学に赴任して来られた泉司郎先生(現在は島根県大田市の仁摩診療所で孤軍奮闘されています)の手書きの心エコーマニュアルが頼りでした．指導医が心エコーの画像から何を考えているのか頭の中を覗けるようなそのマニュアルが本書の原点です．そして，本書には筆者自身が経験してきたこと，日々の診療で実際にやっていること，研修医の先生方や循環器の勉強を始めた先生方に指導していることを詰め込みました．本書は心エコーの"導入"に重点を置いたものであり，網羅できていないことはたくさんあります．まずは心エコーの窓から覗く心臓，大血管，心機能や血行動態に興味を持っていただく機会になることを願っています．

　最後に，本書の構想を具体的な形にしていただけた文光堂の堀内珠理さんに心から感謝申し上げます．

田邊一明

索 引

欧文

60/60 sign 72

A

a' 30
abnormal relaxation 43
acceleration time 85
akinetic 25
aliasing 29
aneurysm 25
anuloaortic ectasia 91
AoD 20
AR 91
ARVC 52
AS 89
ASD 126
AT 73, 85
AVA 90

B

Brugada症候群 114

C

CKD 111
coagula tamponade 78
collapse 78
concentric LV remodeling 109
concentric LVH 109
CP 81
CRT 54

D

D-shape 72, 85
DCM 50
deceleration time 44
Doppler velocity index 102
dry weight 113
DT 44
DVI 102
dyskinetic 25
dyssynchrony 54

E

E/A 43
E/e' 45
e' 30, 44, 81
E波減速時間 44
Ebstein奇形 97, 125
eccentric LVH 109
EF 17, 40
──の保たれた心不全 40
──の低下した心不全 40
Eisenmenger症候群 128
EOA 101
ERO 37, 92, 96
Eustachian valve 124

F

FAC 23, 46
FoCUS 75
FS 40

G

GLS 40

H

HCM 56
HFpEF 40, 42
HFrEF 40
hypokinetic 25

I

ICD 114
IE 105
ischemic cascade 67
IVC 23
IVS 14

135

L

LAA 117
LAD 18
LAV 18
LAVI 19
leading edge 15
LV mass 18, 108
LV mass index 18, 108
LVDd 14
LVDs 14
LVEF 17
LVH 108

M

Mモード法 14
Marfan症候群 91
McConnel sign 72
mean PG 90
modified Simpson法 16
MPI 41, 47
MS 93
MVA 93
myocardial performance index 41, 47

N

noncompaction 53
Nyquist周波数 29

P

PDA 127
PISA法 37
point-of-care ultrasonography 2
PPM 102
pradoxical AS 90
pressure half-time法 93
pseudo-normalization 44
PTMC 95
PW 14

R

RCM 60
restrictive 44
RF 92, 96
RV 36, 92, 96
RWT 109

S

S' 30, 47
S字状中隔 59, 88
SAM 58
septal bounce 81
septal flash 54
shuffle motion 54
sigmoid septum 59
SPWMD 54
ST junction 20
subepicardial aneurysm 68
SV 35
SVI 90

T

TAPSE 46, 85
TAVI 100
TEE 130
Tei index 41
Teicholz法 16
tenting height 97
tethering 97
TR 97
trailing edge 15

V

Valsalva洞 20
──動脈瘤破裂 87
Valsalva負荷 44
vena contracta 92, 96
Vmax 90
volumetric法 36
VSD 127

W

Wilkinsエコースコア 95

索 引

和文

あ
アナフィラキシー　74
アブレーション　117
アルコール性心筋症　53

い
一回拍出量　35, 38

う
植込み型除細動器　114
右室　5
── MPI　47, 85
──拡張早期虚脱　78
──機能評価　46
──径　21
──自由壁ストレイン　48
──壁厚　23
──面積　22
────変化率　23, 46
右側臥位　13
右房圧　24, 64
右房径　23
運動負荷心エコー　104

え
エコー・フリースペース　77
遠心性左室肥大　109

か
拡張型心筋症　41, 50, 113
拡張早期僧帽弁輪速度　30, 44, 81
拡張相肥大型心筋症　51
仮性瘤　68, 106
加速時間　73
下大静脈　10, 23, 64, 74, 81, 113
脚気心　53
カラードプラ法　30
肝静脈血流速波形　81
感染性心内膜炎　105

冠動脈支配領域　25
冠動脈瘻　88

き
キアリ網　124
奇異性塞栓　119
機械弁　100
偽正常型　44, 45
奇脈　79
逆流率　37, 92, 96
逆流量　36, 92, 96
求心性左室肥大　109
求心性左室リモデリング　109
急性冠症候群　67
急性心膜炎　71
急性大動脈解離　70
胸骨右縁　12
胸骨左縁　4
胸骨上窩　12
胸水貯留　64
胸痛　67
虚血性MR　97
虚血性心筋症　51
虚血のカスケード　67
筋ジストロフィー　54

け
経カテーテル大動脈弁留置術　100
経食道心エコー　105, 117, 130
経皮経静脈的僧帽弁交連切開術　95
ゲイン　3
血栓　68, 118

こ
高血圧　108
──性心筋症　51
拘束型　44
拘束型心筋症　60
後負荷　39
呼吸困難　62
呼吸性変動　24

137

コメットサイン　63
コントラストエコー法　120

さ

最高血流速度　90
左脚ブロック　54
左室　4
——MPI　41
——拡張機能　42, 116
——拡張末期径　14
——拡張末期容積　17
——駆出率　17, 40
——径　14
——後壁厚　14
——収縮期速度　30
——収縮機能　38, 115
——収縮末期径　14
——収縮末期容積　17
——充満圧　45
——心筋重量　18, 108
——心筋重量係数　108
——心筋緻密化障害　53
——短軸像　5
——長軸像　4
——長軸方向ストレイン　32, 40
——同期不全　54
——内圧較差　113
——内径短縮率　40
——肥大　108
——壁運動　25
——容積　15
——流出路狭窄　58
——流出路血流量　35
——流出路閉塞　58
——流入血流速波形　42, 63
左主幹部病変　26
左心耳　117
——血栓　131
左側臥位　4
左房圧　45, 62
左房径　18

左房前後径　18
左房内血栓　115
左房容積　18
左房容積係数　19
3次元心エコー　61
産褥性心筋症　54
三尖弁逆流　84
三尖弁閉鎖不全症　97
三尖弁輪　98
三尖弁輪収縮期移動距離　46
三尖弁輪収縮期運動速度　47

し

弛緩障害型　43
四尖弁　91
脂肪腫　122
——様心房中隔肥厚　122
視野深度　3
周産期心筋症　54
収縮期前方運動　58
収縮期壁厚増加率　25
収縮性　40
収縮性心膜炎　81
周波数　3
術前心エコー検査　49
上行大動脈　12, 20
——瘤　89
ショック　74
心Fabry病　60
心アミロイドーシス　59
心窩部　10
——四腔像　10
——短軸像　10
心筋炎　51
心筋梗塞　67, 97, 113
心原性塞栓　118
人工弁　100
——感染　103
——機能不全　101
——逆流　102
——狭窄　101

索　引

――離開　103, 106
心サルコイドーシス　51
心室期外収縮　113
心室細動　114
心室中隔奇異性運動　126
心室中隔基部菲薄化　51
心室中隔欠損　91, 126
心室中隔穿孔　69
心室中隔壁厚　14
心室頻拍　114
心室瘤　68
心尖部　7
――四腔像　7
――長軸像　8
――二腔像　8
――肥大型心筋症　57
――瘤　57
心臓再同期療法　54
心臓腫瘍　121
心タンポナーデ　74, 77
心拍出量　34
心破裂　69
心房細動　115
心房収縮期速度　30
心房中隔欠損症　125
心嚢液　77

す
ストレイン法　32
スペックル・トラッキング法　32

せ
生体弁　100
穿孔　106
前負荷　39

そ
相対的心室壁厚　109
僧帽弁　131
――逸脱　95, 131
――狭窄症　93

――口面積　93
――閉鎖不全症　95
組織ドプラ法　30

た
大動脈　4
――炎　91
――解離　12, 91
――基部　20
――弓部　12
――縮窄症　12, 89, 110
大動脈弁　5
――狭窄症　13, 31, 89, 110
――口面積　90
――閉鎖不全症　91
――輪拡張症　91
――輪径　20
大動脈瘤　12
タコツボ型心筋症　70
脱水　74
探触子　3
断層法　14

ち
チアノーゼ　128

て
定量評価　36
テザリング　97
転移性心臓腫瘍　123
電気的除細動　117

と
透析　112
透析関連低血圧　112
動脈管開存　88, 127
ドプラ法　28

に
二尖弁　89
乳頭筋断裂　69

139

乳頭状線維弾性腫　121

ね

粘液腫　121

の

膿瘍　106

は

ハーモニック法　3
肺エコー　75
肺血管抵抗　85
敗血症　74
肺高血圧　84
肺静脈血流速波形　44
肺塞栓　72
肺動脈弁狭窄症　87
肺動脈弁閉鎖不全症　87
パルスドプラ法　29
パンヌス　101

ひ

非心臓手術　49
肥大型心筋症　56, 113
肥大型心筋症拡張相　51
頻脈誘発性心筋症　54

ふ

フォーカス　3
腹部大動脈　11
──瘤　11, 110
不整脈原性右室心筋症　52, 113

へ

平均圧較差　90
壁運動　25
壁応力　39
ベルヌーイ定理　30
弁口面積　36

弁周囲逆流　103
弁瘤　106
弁輪部膿瘍　107

ほ

傍胸骨左室長軸像　4

ま

末期腎臓病　112
慢性腎臓病　111

も

モヤモヤエコー　118

や

薬剤誘発性心筋症　54

ゆ

有効逆流口面積　37, 92, 96
有効弁口面積　101
疣腫　106

ら

卵円孔開存　119
ランブル疣贅　122

り

リアルタイム3次元画像　132
リウマチ性　93

れ

連続性雑音　88
連続の式　35
連続波ドプラ法　29

ろ

瘻　106

検印省略

研修医のための臨床心エコー
診断へ導く撮り方・読み方

定価（本体 3,500 円 + 税）

2016 年 2 月 12 日　第 1 版　第 1 刷発行

著　者　田邊　一明（たなべ　かずあき）
発行者　浅井　麻紀
発行所　株式会社 文光堂
　　　　〒113-0033　東京都文京区本郷 7-2-7
　　　　TEL （03）3813-5478（営業）
　　　　　　（03）3813-5411（編集）

©田邊一明, 2016　　　　　　　　　　　　印刷・製本：真興社

乱丁, 落丁の際はお取り替えいたします.

ISBN978-4-8306-1929-8　　　　　　　　　　　Printed in Japan

・本書の複製権, 翻訳権・翻案権, 上映権, 譲渡権, 公衆送信権（送信可能化権を含む）, 二次的著作物の利用に関する原著作者の権利は, 株式会社文光堂が保有します.
・本書を無断で複製する行為（コピー, スキャン, デジタルデータ化など）は, 私的使用のための複製など著作権法上の限られた例外を除き禁じられています. 大学, 病院, 企業などにおいて, 業務上使用する目的で上記の行為を行うことは, 使用範囲が内部に限られるものであっても私的使用には該当せず, 違法です. また私的使用に該当する場合であっても, 代行業者等の第三者に依頼して上記の行為を行うことは違法となります.
・JCOPY〈出版者著作権管理機構　委託出版物〉
本書を複製される場合は, そのつど事前に出版者著作権管理機構（電話 03-3513-6969, FAX 03-3513-6979, e-mail：info@jcopy.or.jp）の許諾を得てください.